僕たちが
医者に
なるまえに

荘子 万能

徳田 安春

はじめに

　医師と医者，似ているようでどこか違う言葉だと感じてきました．
「医師」免許だけに医師は医師免許を持つ人だと言えるかもしれません．では，医者とは何でしょうか，何をする人なのでしょうか．

　医学生時代，いろんな公衆衛生的キャンペーン活動をしたり，ポッドキャストを配信したりしていると，お前は本当に医者になるのか，と度々尋ねられました．ただ，医者とは何でしょうか．病院で働く内科医は？ 企業の産業医は？ 厚生労働省で働く医系技官は？ 基礎研究の道に進んだ研究医は？ 医療ベンチャーで働く医師は？ 臨床をしているかどうか，患者を診ているかどうかだという人もいますが，臨床とはどこのことでしょうか，患者とは何を指すでしょうか．

　中国・六朝時代の書物『小品方』には，医者を上医・中医・下医と分け，上医は国を治し，中医は人を治し，下医は病を治す，と書かれています．国を治そうとする医者も病気の人を診る医者やそれぞれの病気を研究する医者がいなければ成り立ちません．どちらが偉い偉くないではなく，それぞれ対象とする患者や臨床の場が違うだけではないでしょうか，それだけ臨床も患者も多様だといえます．

　ただ，病院で働いている内科医に比べ，医療ベンチャーで働いている医師は医者と見なされにくいことも事実です．つまり，医師かどうかが免許を持っているかどうかとするなら，医者かどうかは見る人の価値観に依存しているということではないでしょうか．逆に言えば，多様な臨床と患者の中から，自分はこれを相手にすると決め，自分自身を医者とみなすことができれば，その人は医者と言えるのではないでしょうか．

　これを書いている 2019 年 2 月，初期研修を 1 年ほど終えようとしてる僕は，医師ではあっても医者にはなりきれていません．医者になる前に向き合うたくさんのもやもやを皆さんとあーでもないこーでもないと共に考えたいと思います．

III

　本書は，ポッドキャスト『徳田闘魂道場にようこそ』で僕が医学生の頃に徳田安春先生やゲストの方々と話していたことをもやもやとしてまとめなおしました．またそのもやもやを，身近なもやもや，ちょっと先のもやもや，これからのもやもやと三部に分け，それぞれ，サクッと考えられるもの，じっくり考えるもの，まだないものに対応させました．この本が皆さんにとって，自分は何を相手にする医者になろうか（であろうか），を考えるきっかけになりましたらこの上のない喜びです．

　この本を作るにあたって，多くの方々にご支援賜りました．ポッドキャスト『徳田闘魂道場にようこそ』を数年前にはじめるにあたってアイデアをいただいた加藤浩晃先生，配信やウェブサイトの管理をしてくださった外山智史さん，ポッドキャストのテーマ曲を作っていただいた徳田和樹さん，本書のコンセプトについてアドバイスいただきました平林慶史さん，本書の総編集に多大なご協力をいただきました外山尚吾さん，本書のタイトル決定に大きく寄与してくださった糟野新一さん，なんども 刊行遅れを起こしながらコンセプトの変更にも辛抱強くお付き合いいただいた 尾島茂さんをはじめとしたカイ書林の皆さま，ポッドキャストにご登場いただ いたゲストの先生方，徳田 安春先生，そして何よりリスナーの皆さまに深く御礼申し上げます．

2019 年 2 月　荘子 万能

登場人物紹介

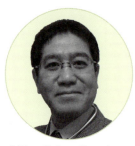

徳田 安春 先生

　私は沖縄生まれ，沖縄育ちで，大学，研修，その後の沖縄県立中部病院での勤務までを沖縄で過ごしました．沖縄県立中部病院では，総合内科を立ち上げたり，臨床研究を行ったりしました．2006年からは本格的に臨床研究に取り組むため，聖路加国際病院に移り，聖ルカ・ライフサイエンス研究所の副センター長を務めました．2009年からの5年間は，民間病院内にサテライトキャンパスを設置するという，筑波大学が行った国立大学初のプロジェクトに携わり，水戸地域医療教育センターを立ち上げました．2014年からは，政府関連機関が初めて地域医療・総合診療を全国展開するということで，地域医療機能推進機構（JCHO）でのプロジェクトに参加しました．そして2019年から群星沖縄臨床研修センターのセンター長をしています．当センターは，救急とプライマリケア診療が日本の中で最も充実している「教育に熱い」沖縄において，初期研修プログラムをさらに充実させるためにできた，民間教育病院アライアンスのプロジェクトです．
　毎月2回ずつ各病院においておこなわれる研修医中心のセンター長教育回診では私も共に勉強しています．その際にフィジカル所見の取り方について直接指導を行っています．

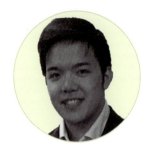

荘子 万能 先生

　2018年大阪医科大学卒．台湾人の両親の元，日本で生まれ，台湾人か日本人かというアイデンティティの「ゆらぎ」を経験したことから，様々な領域の間を繋ぐ生き方を志している．

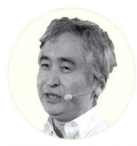

小野 富三人 先生　　もやもや ④⑤

大阪医科大学生命科学講座生理学教室教授兼研究支援センター長，学長補佐．1991年東京大学医学部医学科卒業．国立医療センター（現国立国際医療研究センター）内科研修医，東京大学医学研究科大学院生，学術振興会特別研究員，ニューヨーク州立大学研究員，フロリダ大学助教授，米国国立衛生研究所（NIH）室長を経て2014年から現職．専門は神経生理学．東大では脳研究施設でホヤのイオンチャンネルの研究を行い，アメリカでゼブラフィッシュに出会ってから現在に至るまでは小型魚類をモデルシステムとして用いて，神経系と骨格筋，特にイオンチャンネルや神経伝達物質受容体を中心に研究を行っている．大学では日本の学生とのやりとりを楽しみつつ，人生初の関西生活で，アメリカ滞在中に夢見ていた日本のグルメ食品や温泉などを満喫中．

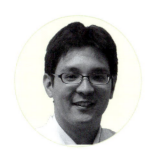

照屋 周造 先生　　もやもや ⑥⑦

2007年東京大卒．沖縄県立中部病院，沖縄県立八重山病院などで計6年間勤務後，東京大学アレルギー・リウマチ内科で専門研修および研究を行い，現在は八重山病院で診療を行っています．医師のキャリア形成や地域医療に興味を持ち活動中．

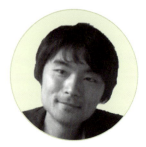

市川 衛 先生　　もやもや ⑪⑫

NHK制作局チーフ・ディレクター／京都大学医学部非常勤講師

Yahoo! 個人オーサー．2000年東京大学医学部卒業後，NHK入局．医療・福祉・健康分野をメインに世界各地で取材を行う．2016年スタンフォード大学客員研究員．【主な作品】(テレビ) NHKスペシャル「腰痛 治療革命」「医療ビッグデータ」ためしてガッテン「認知症！介護の新技」など．(書籍)「脳がよみがえる・脳卒中リハビリ革命 (主婦と生活社)」「誤解だらけの認知症 (技術評論社)」など．メディカルジャーナリズム勉強会代表．

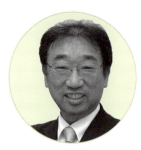

中山 健夫 先生　　もやもや ⑬⑭⑮㉔

1987年東京医科歯科大学卒．東京厚生年金病院 (現JCHO東京新宿メディカルセンター) 内科研修後，東京医科歯科大学難治疾患研究所疫学部門，米国UCLAフェロー，国立がんセンター研究所がん情報研究部室長を経て，2000年に開設された国内初のスクールオブパブリックヘルス・京都大学大学院医学研究科社会健康医学系専攻助教授に着任．2006年同教授 (健康情報学)，2010年同副専攻長，2016年より同専攻長・医学研究科副研究科長．「生・老・病・死に向き合う時，人間を支え，力づけられるような情報・コミュニケーションとは何か？」を問い，そのための研究と実践に取り組んでいる．

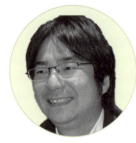

宮田 俊男 先生　　もやもや ⑯⑰⑱

1999年早稲田大学理工学部機械工学科卒業，2003年大阪大学医学部医学科卒業 (3年次編入学)．外科医として大阪大学医学部附属病院等で手術，治験，臨床研究や再生医療等に従事した後，厚生労働省に入省し，現場を知る医系技官として数々の医療制度改革に関わる．厚労省退官後は，2013年より内閣官房補佐官として，現場と政策の谷を埋めるため，政策提言を企画・立案した．現在は，産・官・学・民，領域を問わず厚労省参与など数多くの役職を務めると同時に外来診療や手術にも従事している．医療法人DENみいクリニック理事長．

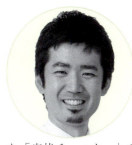

沖山 翔 先生　　もやもや ⑳㉑㉒㉓

　2010年東京大学医学部卒業．救命救急医，船医，ドクターヘリ添乗医，災害派遣医療チーム（DMAT）隊員として勤務．2015年より医療ITベンチャーの株式会社メドレーで，執行役員としてオンライン医療事典「MEDLEY」の立ち上げや，AI技術を用いた「症状チェッカー」の開発に携わる．その後はフリーランスの医師として全国各地の病院で勤務する傍ら，情報学の研究活動を個人で行う．産総研AI技術コンソーシアム委員・医用画像ワーキンググループ発起人，同AI研究センター研究員．救急科専門医．現在はアイリス株式会社を創業し，AI医療機器の開発を行う．肩書きや所属はポッドキャスト収録当時のものです．

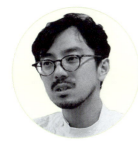

北 和也 先生　　もやもや ㉕㉖

　2006年大阪医科大学卒．初期研修を修了後，府中病院急病救急部，阪南市民病院総合診療科，西伊豆病院整形外科，奈良県立医科大学感染症センターなどを経て，現在はやわらぎクリニックに副院長として勤務．父親とともに，地域医療に貢献すべく奮闘している．2016年「今日から取り組む実践！さよならポリファーマシー」（じほう）を上梓．

目次

はじめに・・ II

登場人物紹介・・ IV

第一部　身近な“もやもや”

もやもや① 試験のため以外に，医学生は何を勉強すべき？・・・・・・・・・・・・・・ 2

もやもや② 医学英語って，大事？・・・・・・・・・・・・・・・・・・・・・・・・・・・・・・ 7

もやもや③ 症例提示は医学生のうちからできるべき？・・・・・・・・・・・・・ 11

もやもや④ 医学部から基礎研究者になることとは？・・・・・・・・・・・・・・ 15

もやもや⑤ 医学部で基礎医学を学ぶ重要性とは？・・・・・・・・・・・・・・・ 20

もやもや⑥ 離島・へき地で働くのって，どういう感じ？・・・・・・・・・・・ 27

もやもや⑦ キャリアにおける「寄り道」はしていい？・・・・・・・・・・・・・ 37

もやもや⑧ 患者さんへの「共感力」ってどうすれば身につくの？・・・・・・・・ 45

第二部　ちょっと先の“もやもや”

もやもや⑨ 合診療医，総合内科医，内科専門医，家庭医等の違いって？・・ 52

もやもや⑩ Shared decision making(SDM) って，結局何？・・・・・・・・・・・ 54

もやもや⑪ 「情報の非対称性」をどう乗り越えるのか？・・・・・・・・・・・・・ 60

もやもや⑫ 「よく読まれる」「よく売れる」医療情報と向き合うには？・・・・ 68

もやもや⑬ 医師が疫学研究するということとは？・・・・・・・・・・・・・・・・ 77

目次

もやもや⑭　EBM って，要は「エビデンスが一番大事」ってこと？ ‥‥‥ 81

もやもや⑮　中山先生，Choosing Wisely をどう思いますか？ ‥‥‥‥ 87

もやもや⑯　厚生労働省で医師は何ができる？ ‥‥‥‥‥‥‥‥‥‥‥ 92

もやもや⑰　「健康格差」はどれだけ問題なのだろうか？ ‥‥‥‥‥‥ 99

もやもや⑱　EBM があるなら，Evidence-based policy making もある？ ‥ 102

第三部　これからの " もやもや "

もやもや⑲　新専門医制度がよく分かりません…. ‥‥‥‥‥‥‥‥‥ 110

もやもや⑳　ICT で医療の何が変わる？ ‥‥‥‥‥‥‥‥‥‥‥‥‥ 117

もやもや㉑　医師はビジネスの世界で何ができる？ ‥‥‥‥‥‥‥‥‥ 122

もやもや㉒　患者さんの医療のかかり方は，今と昔で変化している？ ‥‥ 126

もやもや㉓　「医学」と「医療」の違いって？ ‥‥‥‥‥‥‥‥‥‥‥ 130

もやもや㉔　ビッグデータって何？ ‥‥‥‥‥‥‥‥‥‥‥‥‥‥‥ 135

もやもや㉕　ポリファーマシーって何？ ‥‥‥‥‥‥‥‥‥‥‥‥‥ 147

もやもや㉖　これからポリファーマシーにどう取り組んでいけばよいのだろう？ ‥‥‥‥‥‥‥‥‥‥‥‥‥‥‥‥‥‥‥‥‥‥‥‥ 154

あとがき‥‥‥‥‥‥‥‥‥‥‥‥‥‥‥‥‥‥‥‥‥‥‥‥‥‥‥ 158

Index ‥‥‥‥‥‥‥‥‥‥‥‥‥‥‥‥‥‥‥‥‥‥‥‥‥‥‥‥ 159

第一部　身近な"もやもや"

もやもや①　試験のため以外に，医学生は何を勉強すべき？

もやもや②　医学英語って，大事？

もやもや③　症例提示は医学生のうちからできるべき？

もやもや④　医学部から基礎研究者になることとは？

もやもや⑤　医学部で基礎医学を学ぶ重要性とは？

もやもや⑥　離島・へき地で働くのって，どういう感じ？

もやもや⑦　キャリアにおける「寄り道」はしていい？

もやもや⑧　患者さんへの「共感力」ってどうすれば身につくの？

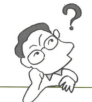

もやもや ①
試験のため以外に，医学生は何を勉強すべき？

登場人物：徳田 安春 先生

> 日々のテストのため，国試のために勉強してるけど，これが本当に医師になったときにどこまで役に立つのかって分からないんだよなあ．あと，「医学以外のこと」も勉強して「教養」をつけるといいみたいなのもよく聞くけど……

徳田：荘子くんは，普段どのように勉強していますか？

荘子：各予備校のビデオ講座や医師国家試験の過去問題集をベースに，分からないことがあったらハリソン内科学などの成書を参照するという勉強のしかたをしています．けれど，結局何がいちばん良い勉強法なのかって分からないんですよね……

徳田：そのように国家試験対策を視野に勉強するのも重要です．しかし一方で，それだけだとどうしても国家試験的な知識を増やすことに焦点が当たりすぎるので，できれば実践的なスキルや知識を身につけることも意識したいですね．一番重要なのは，患者さんを診察して，患者さんが抱えている症状，診断，そしてどういう治療を受けているか，について細かく調べることです．さらに症例ケースの教科書*を副読本として読んで自分なりの学びにつなげることを学生のうちからやっておくとたいへんよいと思います．

荘子：国家試験の症例問題では不十分なのでしょうか．

徳田：国家試験では rare disease も多く扱われていますが，実際の臨床で多いのは，common disease の common な症状，あるいは common disease の非典型的な症状のケースです．ですから，まずは common な病態を理解できるケーススタディの本から始めましょう*．さらに余裕があれば，英語のケーススタディ本*もお勧めします．国家試験対策にもなるものとしては，USMLE の症例の練習問題があります．これは医学英語の勉強にもなるし，米国でも日本でも重要な臨床事項は共通項が多いですから，決して無駄にはなりません．最近はそう

いうものが WEB でも見ることができます．レベルが少し高く，卒後4，5年目のシニアレジデントクラスが読むものですが，ACP（米国内科学会）が出している MKSAP（https://www.acponline.org/featured-products/mksap-18）という症例問題もあります．そこまでレベルアップできる人にはお勧めです．

荘子：国家試験に合格するための勉強と実践的なことを学ぶための勉強とのバランスに悩みます．どうすればいいのでしょうか？

徳田：まずは，国家試験を学生時代に受けても通るレベルまでもっていくのを優先したほうがいいです．6年生の夏くらいまでには少なくとも6割以上は合格するだろうという確率までもっていって，秋ぐらいまでに9割以上にもっていけばいいのです．そこからさらに高得点を目指す勉強のかたわら，ケーススタディを読む，という感覚で大丈夫です．

荘子：そういったバランス感覚が必要なのですね．

徳田：はい．配分は，全勉強時間の1割から2割で十分ですよ．

荘子：少し話題は変わるのですが，とある医師の方に，「医学の勉強は大事だけど，きちんと教養もつけなきゃだめだぞ」と言われたことがあります．そういうのって本当に必要なのでしょうか．

徳田：重要なアドバイスですね．その問いに対しては，医療におけるサイエンスとアートという二つのキーワードを通して考えましょう．たしかに医学はサイエンスとしての側面が非常に強いです．基礎医学があって臨床医学がその上にある．しかし臨床医学が他のサイエンス分野と異なるのは，相手が病める患者さんであるということです．

荘子：それはどういう違いを生むのでしょうか．

---

* ケーススタディ・症例ケースの教科書としては，カイ書林刊行の「日本の高価値医療シリーズ」はその1例である．高価値医療と低価値医療を平易に解説し，Case-based Learning を企図して作られた単行本シリーズ．http://kai-shorin.co.jp/product/hcj_index.html

徳田：その患者さんは，人であって，家族がいて，そしてその人を取り巻く社会がある．その社会からの様々な影響を考え合わせて，患者さんを人間として理解し，どのようなケアが必要なのか，を考えることが大事です．これがまさにアートの部分で，簡単なことではありません．

荘子：確かに簡単なことではなさそうですね．

徳田：緩和ケア*では薬を投与する，痛みの感覚を抑えるなど，たしかにサイエンスの部分もありますが，それ以上に薬以外の人間関係やケアが大事で，これがアートの部分なのです．そういうマインドは医学生のうちに養っていただきたいのです．中学校や高校の重要な時期には受験勉強が主になってしまい，このようなヒューマニティやアートの部分の大切なことを，心から楽しんで習得する機会が少ないのが現実でしょう．

荘子：それはどのように涵養していけばいいのでしょう？

徳田：お勧めは，人間を理解するための本を読むことです．小説でもいいですし，本を読むのが苦手なら，映画です．

荘子：いくつか徳田先生のお勧めの本や映画を教えてください．

徳田：映画なら，日本でしたら小津安二郎監督の映画はいいですね．彼の映画は世界的に高く評価されています．黒澤明監督の映画もいいです．その中で医療に関係するものでは，「赤ひげ」と「生きる」というのがありますよ．この二つはぜひご覧なさい．

荘子：そうですか．

徳田：「赤ひげ」は，三船敏郎扮する赤ひげと呼ばれる医師がいて，ジェネラル・マインドを持っていて，いかに患者さんを助けていくか演じます．もう一つ「生

---

* 緩和ケアの定義（WHO 2002年）：緩和ケアとは，生命を脅かす病に関連する問題に直面している患者とその家族のQOLを，痛みやその他の身体的・心理社会的・スピリチュアルな問題を早期に見出し的確に評価を行い対応することで，苦痛を予防し和らげることを通して向上させるアプローチである．

きる」は，胃がんを宣告され治らないと言われた人間が，どういうふうに生きることに対する考え方を変えたかという人間ドラマです．非常に優れた芸術作品です．そういうのを鑑賞して，友達と語り合うのはいかがでしょうか．

荘子：いいですね．

徳田：こういうのをシネメデュケーション*と言います．シネマによるメディカルエデュケーションの合成語ですが，このシネメデュケーションによる学習は効果的です．一部の大学で導入されていますし，われわれの学会でも，そのような試みをしています．非常に勉強になります．

荘子：たしかに面白そうですね！

徳田：本なら，まずおすすめはオスラー先生の講演集の「平静の心」（医学書院，2003）でしょう．また，日野原先生の「医学するこころ」（岩波書店，2014）という本には，オスラー先生がどのような人生を歩まれたかが伝記として書かれています．こういった本には，100 年前の医師がどう生活していたのか，どう勉強していたのか，どんな研究をしていたのか，どういう病気で悩んでいたのか，そしてどのような病気で死んだのかが書かれてあります．これは非常に重要だと思いますよ．
　オスラー先生は，米国，英国そしてカナダで活躍した臨床医学の父と言われる偉大な先生ですが，「病院は大学である」と述べています．

荘子：「病院は大学である」ってどういうことなのでしょうか？

徳田：医学生は教室の中だけで勉強してはいけないのです．ベッドサイドに行かないといけない．ベッドサイドで患者さんの話を聞いて，診察をして，そしてレジデントの先生や指導医に Case Presentation をする．あるいは同僚同士で Case Presentation をしてディスカッションしあう．これが勉強の本来の姿なのです．もうひとつ，オスラー先生のお墓には，「医学生を講義室からベッ

---

* Matthew Alexander, Patricia Lenahan, Anna Pavlov .Cinemeducation: A Comprehensive Guide to Using Film in Medical Education ,1999, CRC Press

ドサイドに開放した偉大な人が眠る」と書かれています.

荘子：すばらしいですね！　症例提示スキルを身につければ，本当の意味で，病院を大学として現場から学べるということなのですね．

徳田：オスラー先生に限らず，私は医学生が医学史を学ぶことの重要性を常々強調しています．ただ単に病気，診断基準や治療を丸暗記するのではなく，医学の歴史のなかで，どういう人たちが医療技術の開発や病気の発見にどのようにかかわってきたのか，などのストーリーに思いを馳せるのがいいでしょう．人の名前が付いている病気はたくさんありますが，一つ一つに必ずドラマがあります．例えば，川崎病などでしたら，川崎富作先生に関する本がたくさん出ています．そのような本を読むと，川崎病について，どんどん興味がわいてくるでしょう．分子生物学でもDNAは，二重螺旋構造であると書くだけでは，人間のドラマがないじゃないですか．

荘子：ワトソンとクリックの他にも，女性研究者の活躍があったんですよね．

徳田：ワトソン，クリックが二重螺旋構造のモデルを提唱する前に，その構造を解析していたX線専門の女性がいましたが，彼女はノーベル賞を取らなかったのです．そのような人間ドラマを知ると，丸暗記にならず勉強が楽しくなるのです．

もやもやへの手がかり

- 実践的なスキルや知識を身につけるために，症例ケースの教科書を副読本としよう．
- 医療はサイエンスとアートから成り立つ．医学生のうちに，映画や小説，伝記を通じて，アートの部分（患者さんを人間として理解するマインド）を養おう．
- 医学史を学び，医療技術の開発や病気の発見にまつわるストーリーに思いを馳せよう．

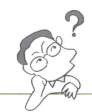

もやもや ②
医学英語って，大事？

登場人物：徳田 安春 先生

> 「英語が大事」ってよく聞くけれど，実際，どこまで必要かってよく分かんないんだよな．受験以来英語は手つけたことないし．正直，日々のテストの勉強で精一杯でそこまで手が回らないから，英語の勉強は余裕があればやることにしよう……

荘子：徳田先生は，医学英語の重要性についてどうお考えでしょうか？

徳田：医学の最新の文献はほとんど英語で登場し，それが日本語で書かれるようになるまでには数か月から数年かかります．製薬会社のウェブサイトでは抄録だけ日本語に訳されたものが出回ることもありますが，少なくとも私たち医師には，プロフェッショナルとして医学を実践する上で，最新の医学的知識を重要なリソースから直接入手する，つまり一次情報*を自ら取りに行くという態度が望まれます．二次情報は，間違って伝えられたり最新のものではない場合があります．誰かが日本語に翻訳したものだけを読んで診療に当たるだけでは，scientific community の中にいるとはいえません．

荘子：常に up-to-date であるために，医学英語の能力が必要なのですね．

徳田：そしてその scientific community の中にいるためには，インプットだけでなくアウトプットの面でも重要です．最近は日本循環器学会などでも，日本人同士ですが，ポスターセッションの発表は英語で行うようになっています．

---

*　一次情報：情報には一次情報と二次情報がある．一次情報とは，新しい，オリジナルな研究成果や知見などの記録のことで，原著論文・学会抄録・学位論文・図書・各種研究報告書・特許などがある．二次情報とは，一次情報の所在などを一定の規則に従って並べて検索できるように加工したもので，一次情報にアクセスするための資料といえる．データベース・索引誌・抄録誌・文献目録・所蔵目録などがある．二次情報は基本的に引用文献や参考文献に含まれない．

荘子：そうですか．

徳田：すべての学会がそうなるとは思いませんが，大きな学会になればなるほどそうなる傾向にあります．国際学会の場合は，自分たちの仮説を検証した結果を発表したい，自分たちが遭遇したケースを皆に発表したい，この診断を行うプロセスの重要性を世界中でシェアしたい，というモチベーションですよね．世界中の医療者に伝えることで，世界中の患者さんのためになります．日本語だけで情報をアウトプットするより，英語でもアウトプットするほうがはるかによいのです．難しい表現などは一切必要ありません．まず Case Report* から始めるほうが良いと思います．

荘子：Case Report からなのですね．

徳田：私は，研修医 2 年目あるいは 3 年目のシニアレジデントになったら，Case Report を書くことを勧めています．Case Report を書くことを 1 年くらい訓練した後に，ケースシリーズをまとめて論文化するとか，あるいは統計解析を行って仮説を検証するような原著論文（Original article）を発表する．このようなことをするのが scientific community の中にいるアクティブなメンバーとしての役割です．これは世界の医療資源に大きな貢献をしていると思います．

荘子：なるほど．

徳田：また，現代の医学・医療における様々な問題も，その議論を科学的なジャーナルの誌上で英語を用いて行うべきだと思います．英国でしたら BMJ というジャーナルがあります．これは BMA（英国医師会）とは独立した形で存在するジャーナルで，英国の医療制度などについて，いろいろな人の意見が誌面に載りディスカッションが展開されています．日本の場合，そういった討論がな

---

* Case Report：症例報告を決して軽くみてはならない．日本人が最初に記載しそのまま日本人の氏名が病名として残っている疾病である橋本病や川崎病，菊池病の臨床研究も，症例報告から始まった．現在，世界中に蔓延しているエイズ（AIDS）もさかのぼると，米国 CDC が報告者ではあるが，1981 年にロサンゼルスから症例報告として記載されたものである（徳田安春　ブログより）．

かなか「見える化」されていない. 日本は超高齢社会にいち早く突入していて，日本がどのように医療を展開していくかを世界中が注目しています. ですから，日本のヘルスケアがどうあるべきなのかを，責任ある人たちが世界に見える形で発信すべきではないでしょうか.

荘子：医学英語を学ぶとは，世界のほうから情報を得るという話なのかと思ったのですが，日本の知見を世界に発信するという役割もあるということですね.

徳田：そうなのです. 少し難しい話になってしまいましたが.

荘子：なるほど，インプットとアウトプットの両面で医学英語が重要だということは分かりました. しかしとは言っても，苦手意識が強い人の多いのが英語だと思うのですが……

徳田：皆さんそう思いがちですが，医学英語は本当は難しくありません. なぜなら，仮に英会話が苦手だとしても，医学用語以外はほとんど決まった単語しか使わなくて済むからです. 文学的な，高等な表現は用いません. 非常に科学的な，確実性の高い表現方法で，しかも医学英語という限られた範囲内の語彙で十分です.

荘子：そう言われると少し自信がついてきました. では，何から始めるとよいのでしょうか？

徳田：お勧めは，United States Medical Licensing Examination（USMLE, 米国医師免許試験）の問題集を，日本の医師国家試験の勉強をするときに並行してやることです.

荘子：並行して，ですね.

徳田：一緒にやると国家試験の勉強が楽しくなりますよ. 試験のための勉強をやり続けていると，心理的なストレスがたまるでしょう. 英語も一緒にやると気分転換にもなるし，欧米にはこういう病気もあるんだとか，病態生理の解説を読み込む力も身につきます.

荘子：それは日本の医師国家試験の勉強にもプラスになりそうですね！

徳田：ただ，ハリソン内科学やガイトン臨床生理学など有名な教科書を英語で最初の1ページ目から全部読もうとして，途中で日々の試験に落ちてしまった人もいましたので，加減が大事と思います．あのような巨大な教科書は，最初から英語だけで読もうとするとリスクが高いです．だから私の場合は，通読するためではなくて，例えば病態生理で調べたいことがあるときにガイトンを読む，という風に使っています．私はiPhoneにガイトンのKindle版を入れています．

荘子：意図に応じた使い分けが大事なのですね．そういった本やUSMLEの問題集より，もっとハードルの低いものってありませんか？

徳田：そうですね，とっつきやすいブックレットみたいなものからスタートするのはどうですか，例えばボストンにあるHarvard Medical Schoolの近くには，COOPという医書専門店があるのですが，そこにある医学書の中に，ページ数が少なくて漫画やイラストが多いものがあります．そういうものから始めて，勉強を楽しんでください．グループでやってもいいでしょう．英語に慣れることが肝心です．

荘子：わかりました！　早速探してみます．

もやもやへの手がかり

・インプットにおける英語の重要性：最新の知見を一次情報として手に入れる．
・アウトプットにおける英語の重要性：日本の知見を世界に発信する．まずはCase Reportから．
・医学英語は難しくない！　医学英語という限られた範囲内の語彙で十分である．

もやもや ③

症例提示は医学生のうちからできるべき？

登場人物：徳田 安春 先生

> 今日の実習はカンファに出るのか……症例提示って先生たちやってるけど，イマイチ内容理解できないし，将来自分ができるようになるか不安なんだよな……まあでも，学生のうちから考えなくてもいい話か．

荘子：徳田先生，学生のころからやっておいたほうがよかったなってことはありますか？

徳田：そうですね……1つは症例提示（Case Presentation）ですかね．

荘子：症例提示ですか？　医者になってからやればいいというイメージでした……

徳田：そう思う人もいるでしょうが，しかし研修医になってから急にやれと言われるよりも，学生のころからある程度できるレベルまで体得しておいたほうが，一歩でも二歩でも先んじることができます．例えば私がいた水戸協同病院では，筑波大学のクリニカル・クラークシップの学生が回ってきますが，約1か月，長い人で3か月間水戸協同病院のコースを選択します．そこでわれわれは徹底的にこの Case Presentation を鍛えます．

荘子：そうなのですか！　すごい！

徳田：毎朝のモーニング・リポートの時に，スタッフを含めた全員の前で，前日入院した患者さんについて症例提示することは学生の役割です．

荘子：そんなことあまり経験したことありません……

徳田：これを1〜3か月やり続けると，学生は研修医なみの症例提示能力が身につきます．これができると，研修が非常にスムーズに進むのです．というのも，研修中は，自分が診察して何を考えたかを指導医や上級医に伝え，フィー

ドバックを受けることが大事だからです．Case Presentation は，症例をただ「提示」する能力ではなく，新しい知識や考え方を吸収できるかどうかに関わっているのです．

荘子：なるほど．

德田：実際私は，いろいろな研修医を見ていますが，これが十分にできるとできないとでは大きな差ができてしまいます．医療チーム内でのあらゆるコミュニケーションは，症例提示に始まって症例提示に終わるわけです．最初の研修で，積極的にディスカッションに参加できるかどうかはここにかかっています．

荘子：先生が印象に残っている症例提示のケースなどありますか？

德田：私が沖縄県立中部病院の総合内科にいた時，ハワイ大学に在籍する日系の医学生さんが実習を受けたいとやってきたことがありました．彼女を我々の総合内科グループで受け入れ，毎朝 Case Presentation をやってもらったところ，驚くほど上手でした．大学院大学である米国の医学部の1年生ですから，日本の医学部の5年生くらいに当たります．

荘子：1年生でそこまでできるのですか．

德田：はい．この間も，つくば市内のある研修病院でハンガリーの医学部出身の女性の1年目研修医に出会いました．最近そういう人が増えていますが，日本の医学生と医学知識はあまり変わらないのに，彼女たちの症例提示能力が軒並みすばらしいのです．

荘子：彼らは，なぜ医学知識が十分でなくても症例提示ができるのですか？

德田：これは毎日のトレーニングです．自転車に乗ることと同じで，全く乗ったことがないと，自転車の知識があっても自転車に乗ることは難しいでしょう．病院の実習や普段の勉強の中で，症例提示を当たり前にすることが大事です．

荘子：症例提示が非常に大切な能力であり，それが学生時代の日々の鍛錬から培われていくことも分かりました．一方で，たとえば環境に恵まれず，自力でしなければならない医学生はどうすればいいのでしょうか？

徳田：いい質問です．たとえば5，6年生になるとクリニカル・クラークシップがあります．そこで自分たちの担当患者さんについて勉強して，その内容を同級生に対して毎日のようにプレゼンテーションするといいのです．

荘子：そうですか！

徳田：実際「闘魂外来」のようなイベントでも，午前中に皆で救急外来の患者さんを診察して，午後にはそこで経験した患者さんのケースについてプレゼンしてもらう，という風にチームで医学生が中心になるようにしています．これを私は「診療主役型実習」と名付けています．「診療参加型」ではありませんよ．自分が主役となって患者さんを診るわけです．ちなみに，これは何も英語でやる必要はありません．

荘子：日本語でいいのですね．

徳田：はい．日本人同士で，日本人の患者さんの症例提示をするのですから，日本語でいいのです．症例提示を系統立てて，要領よくやるために重要なのは「シグナルとノイズ」です．重要なこと（シグナル）を伝えて，あまり重要と思われないこと（ノイズ）は簡略化する．ショート・プレゼンテーションは5分以内，ロングでも15分以内という大まかな目安もあります．これを普段からやっていることが重要なのです．今いろいろな勉強会が行われていますが，「症例提示クラブ」などはいかがでしょうか．

荘子：すばらしいですね！　一人ではなく，皆でフィードバックしながら勉強するということですね．

徳田：逆に言うと，いろいろな勉強会は，症例のディスカッションを中心にやっていると思いますが，その時に紙に書かれたものを皆で朗読するのではなく，誰かひとりが事前にそのケーススタディの概要を頭に入れておいて，皆にシェアすることが大事です．症例提示はどうあるべきかについて，何度も繰り返して，からだで覚える．

荘子：例えば低学年であっても，症例をもとに勉強会をすることには意味があるのでしょうか？

徳田：あると思います．欧米の大学では普通に行われていますし，インドネシア，シンガポール出身の医学生や研修医に話を聞いたら，彼らは入学直後から病院で学習していました．

もやもやへの手がかり

- 症例提示スキルによって，チーム医療内でコミュニケーションをとれるかどうかが決まる．
- 症例提示スキルは，同級生とプレゼンしあうことで学生のうちから鍛えられる能力である．
- 患者さんのもとに行き話を聞き，実際の症例のディスカッションを通じて行うのが本来の勉強である．＝「病院を大学にする」

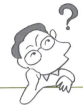

もやもや ④
医学部から基礎研究者になることとは？

登場人物：小野 富三人 先生・徳田 安春 先生

　海外で基礎研究者として働く，って確かに格好いいけど，ハードル高いよなあ．どんな感じなのか想像もつかないし．自分には関係のない道なのかなあ……そもそも，医学部以外の人もたくさんいる基礎研究の分野において，医学部出身であるということはどのような意味を持つのだろうか？

荘子：本日は小野先生にゲストに来ていただいております．ご略歴と現在のお仕事についてお伺いします．

小野：私は，東京大学医学部を卒業し，内科研修を国立国際医療センターで行いました．その後，東大大学院の脳研究施設に移り，研究生活に入りました．学位を取得した後は，ポスドクを経て，ニューヨーク州立大学に移り，その頃からゼブラフィッシュ*を実験動物として主に神経系の研究に取り組みました．ニューヨークに5年いた後は，フロリダ大学に准教授のポストを得て移りました．その4年後には，ワシントンのNIH（米国国立衛生研究所）に移りました．NIHには様々な研究所があるのですが，アルコール中毒を専門に扱う研究所（NIAAA）に所属しました．それまでアルコールのことはあまりやってこなかったので，最初は戸惑いましたね．その後，縁あって大阪医大に生理学の教授として着任しました．今で2年経ちましたが（インタビュー当時）非常に楽しくやらせてもらっています．

徳田：たいへん興味深いです．医師の研究留学でよくあるパターンは，海外の研究室に数年間派遣され，日本の元の研究室に戻ってくる，ということですよね．小野先生は，単独で米国に渡り，キャリアアップされてきたということは，相当な競争の中で生き残ってこられたことだと思います．よく黒川清先生（日本医療政策機構 代表理事）がおっしゃるのは，医局派遣などで行くのはロー

＊　ゼブラフィッシュ：体長 4cm ほどの小型の魚．体が透明なため，受精卵から各臓器が形成される過程が観察できる．

テーションの中に組み込まれたもので，本当の意味で米国の競争社会で戦っているのではない，ということですね．その点，小野先生は米国社会で競争され，日本人として NIH でお仕事をされたということは，日本の誇りだと思います．

小野：恐縮です（笑）．

荘子：海外でお仕事されることに不安などはございませんでしたか．

小野：ニューヨークでもワシントンでもフロリダでも，日本人のコミュニティがありましたのでありがたかったです．NIH でもローテーションで回ってこられた方，ずっとおられる方，ラボを運営されている方など，色々な立場の方がおられます．もう日本には帰らないという感じで最初から来ている方や何があってもここでやり抜くんだという気分で来ている先生もいました．私は 3 年くらいで帰るかなと思っていたのですが，様々な巡り合わせで予想以上に長くいましたね．

荘子：小野先生にとって，米国のどういうところが良かったでしょうか．

小野：言い尽くせませんが，研究がしやすい環境であるのは事実です．教室間の壁が非常に低いし，教室の中では，教授やボスに対してもサイエンスの立場では対等でディスカッションできる．徳田先生がおっしゃったように，厳しいところもあります．結果が全ての社会なので，過程についてはうるさいことは言わないけれども，論文を書いて研究費を獲得する結果が必要です．そうしないと「さようなら」となる．その意味で，日本人でしかも MD であるメリットは，いざとなれば日本の大学に戻って研究あるいは臨床を続けるというオプションがあるので，背水の陣ではないことです．それも込みで，思い切って挑戦するのがいいと思います．

荘子：日本という帰るところがあるからこそ，取れるリスクがあるということですね．

小野：米国のシステムと比較すると，日本では PhD（Doctor of Philosophy，博士号）の位置づけが大きく異なります．米国からの留学生は，日本の大学病院に来ると MD・PhD の医師が多いというので非常に驚きますね．米国では MD・PhD は非常に少ないです．

荘子：米国と日本の医師を比べると，どちらがより研究をされている印象ですか？

小野：米国では，MD だけで PhD を持っていなくても熱心に研究をしている人もいますが，よほど研究に対するモチベーションがないと難しいですね．というのもメディカルスクールに入るには，普通の大学を卒業した後，大学院のような位置付けで，数千万円の借金を背負う必要があります．それをなるべく早く返したいとなると，研究よりも，臨床に集中した方いい，となりますね．MD・PhD を同時に取得できて，学費も無料というコースがあります．ただ，入るのが非常に難しく，優秀な人しか入れません．純粋に研究をやりたいという動機よりは，ただで医学部に入れるということが動機になっている場合も少なくありません．

荘子：経済的なインセンティブが大きいのですね．

徳田：日本の場合，基礎研究をやって学位・博士号を取ってから，また臨床に戻る先生が多いと思います．米国ではいかがですか？

小野：MD・PhD は，米国では職業選択の幅が広く，政府機関で投資先の分野を決めたり，政策を決めたりする人もいますし，製薬会社に就職する人もいます．日本で基礎研究をというと大学で教授を目指すというのをイメージされると思いますが，米国ではいろいろなところに MD・PhD の人がいるし，それが活かせる業務を行っています．

荘子：キャリアの多様性があるのですね．

徳田：iPS 細胞で高名な山中伸弥先生は，最初は整形外科の医師で，その後研究者を目指して米国に行き，帰国してからは研究に打ち込まれ，臨床はされていません．日本では，臨床か研究か，どちらかだけを選ぶことが一般的です．なので，臨床を行いながら研究をやる，例えば臨床研究が日本ではあまり盛んでないように思います．そこを今後日本の臨床医はもっと目指すべきではないでしょうか．基礎研究ももちろん大事で，小野先生もそうですが，すばらしい世界レベルの研究をされている医師もたくさんいらっしゃいます．若い人には多様な選択肢を示していく必要があると思います．

荘子：医師だからできる研究といえば，臨床研究はわかりやすいですが，基礎研究ではどうでしょうか．臨床経験は，基礎研究にどのような影響を及ぼすのでしょうか？

小野：日本の基礎医学の研究は，マンパワーの問題もありますが，MD・PhDを持っている人よりは他学部を出て PhD を持った人がリードしています．今回ノーベル賞を取られた大隅良典先生もそうでしたが，薬学部や理学部を出た研究者によって，医療の break through につながる研究がなされています．MD の研究者が強みを発揮できるところとしては，生物学的な原理を探求しつつ，臨床的な視点を持ち込むことができるところではないかと思います．この生物の機構は，あの病気にかかわっているのではないかなどと考えることができれば，臨床の視点が活きるのではないかと思います．

徳田：小野先生のように，医師としての経験を活かして治療につながる研究をされる研究者は非常に貴重だと思います．山中先生は，iPS 細胞センターで臨床研究までやろうとしていますが，医師としての経験があったからこそその動機につながったのだろうと思います．

荘子：MD・PhD が米国の政府機関で活躍しているというお話を伺い，いろいろな領域の橋渡しをする役割が担えるのではないかと思いました．

徳田：日本の医学部のほとんどの研究者は，大学の管理的な業務や委員会でかなり時間を取られ，大きなストレスになっています．日米を比較されていかがですか？

小野：米国は分業社会ですので，委員会は少ないです．臨床でも同様で，採血をひたすら行う人などに細分化されています．事務的な業務が，どんどん教授に集まってくるというようなことは基本的にありません．日本の医学部では管理業務がたしかに多いですが，おもしろいところもありますよ．研究，教育，管理業務などをどう時間のやりくりしてこなしていくかが，ポイントです．

荘子：将来，基礎研究者になりたい人がいたとして，大切にすべきことは何でしょうか？

小野：正解はありませんが，楽しく充実感がある研究を行うことが一つの柱で

すね．もう一つは，医師であるという柱です．自分の研究をどう治療につなげるかいうことも大事ですが，それがいつになるかはわかりません．1年後にそうならなければ研究をする価値がないかというと，そうではありません．いつになるかわからないと思えるものでも，おもしろいと思えれば，やるという立場でいればいいのではないでしょうか．

徳田：私の場合は臨床研究でしたが，面白い，もっと知りたいと思えるものに取り組んできました．

荘子：まず好きになることが大切なのですね．ただ，研究者も時代や社会の変化と無縁でいられないと思います．例えば，科研費*が削られているとか，そういう状況に対してはどう思われますか？

小野：研究は，楽しいことばかりではありません．研究費の申請などもそうです．そもそも実験はうまくいかないのがほとんどで，時々うまくいく，みたいなことです．若い時期に取り組んでも，なかなか結果が出ない，論文になるかどうかもわからない，という人がほとんどだと思います．私もそういう時期がありました．モチベーションをどう保つかが大事です．楽しいと思えないと，乗り越えるのは難しいですね．

> **もやもやへの手がかり**
> ・MDの研究者が強みを発揮できるのは，生物学的な原理を探求しつつ，臨床的な視点を持ち込むことができるところ．
> ・日本人の医師であり，日本の大学に戻って研究または臨床を続けるというオプションがあるからこそ，取れるリスクがある．
> ・「どう役に立つか」という軸ではなくて，自分が「おもしろい」と思えることを研究する！

---

* 「科学研究費助成事業」：研究者の自由な発想に基づく研究を格段に発展させることを目的とする文部科学省およびその外郭団体である独立行政法人日本学術振興会の事業

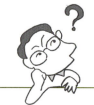

もやもや⑤
医学部で基礎医学を学ぶ重要性とは？

登場人物：小野 富三人 先生・徳田 安春 先生

> 基礎研究者になりたいなら基礎医学を学ぶのは絶対に必要なんだろうけど，もし臨床医になる場合，基礎医学の勉強って意味あるのかなあ．「基礎はいいから臨床科目に入ってから頑張ろう」って言ってる友達もいたけれど…….

荘子：医学生が学生のうちに基礎医学の研究を経験することの意義って何なのでしょうか？

小野：今，医学部教育でも research mind の涵養をカリキュラムの中に組み込もうとしています．医学部を出てから研究の道に進む人が最近は特に少ないのが，どの大学にも共通した悩みですので．米国に MD・PhD コースができたのも，そういう人が少ないので授業料なしというインセンティブを設けることにより人材を確保しようとしたのです．卒業後，臨床を経ずに研究をするのだという覚悟を学生のうちにできる人はあまりいません．普通は臨床もやりたいはずで，研究をするなら臨床をするべきではないというと，医師の研究者はいなくなってしまいかねません．臨床と基礎どちらも経験して，研究マインドを育てていると，患者さんと出会ったときに，この病気が治せないのはなぜか，この症状はどうして起こるのかと疑問を持つことができます．そこに研究の動機が見つかるのではないかと思います．

徳田：医学部以外の学部は卒業論文があり，それを仕上げるまでの過程で，research はこういうふうにやるとか，自分でデータを集めたり分析したり仮説を検証したりすることを学びます．医学部の学生にはその過程がありませんが，その辺はいかがでしょうか．

小野：うちの大学では，2週間各研究室に配属されて研究するという期間があります．期間の長さは違えど，各大学に基礎配属の期間が設けられ，最後になんらかの発表をする．それがミニ卒論のような形になりますが，本当は卒論ができるといいですね．荘子君はこの夏うちの研究室に2週間来ていて，最後に

研究発表をしましたが，2週間ではどうしても時間的に限られます．継続して来てくれるとまとまったものができるのですが……なるべく学生さんに出入りしてもらって巻き込んでいけるといいかなと思います．

徳田：国立シンガポール大学に医学教育についての見学に行きました．そこは米国デューク大学の提携校で，デューク NUS と呼ばれています．米国で4年の大学を卒業した人が入れる仕組みですが，そのカリキュラムを見せてもらい驚きました．3年次に1年間基礎研究だけをやる期間があったのです．

小野：それは非常に意欲的な試みですね．米国では，医学部に入るまでに研究に取り組んだことのある医学生は少なくありません．医学部で奨学金を得たり，ハーバードやスタンフォードなどのトップスクールに入ったりするためには，4年制大学卒業後の1年間を gap year として，どこかの研究所で研究に取り組む場合が少なくありません．NIH にもそういう人がたくさんいましたが，そこで成果を出してボスにいい推薦状を書いてもらえればかなり有利ですね．こういう素地がありますから，医師になって臨床を始めても，いざ研究をしようと思えばスムーズにできるのだと思います．

徳田：デューク NUS では3年目の研究が終わったら，4年目は，病院で医療チームに入り臨床実習を行います．その後，米国の医師国家試験（USMLE）を受けるのですが，デューク大学の医学生と STEP1 のスコアを比較すると，デューク大学ＮＵＳのほうが高いんですね．

小野：それはおもしろいですね．日本も各大学が工夫していて，学部の間になんとか1年間くらい研究の期間を設けるコースを作ろうと医学教育学会などが取り組んでいます

徳田：デューク NUS の教育のさらに特筆すべき点として，最初の2年間は，解剖，生理，生化学などの基礎医学から内科学といった臨床医学を統合したカリキュラムになっていることです．基礎が終わったら臨床，ではなく基礎と臨床を同時にスタートさせる．しかもそれは TBL（Team Based Learning）形式で行います．

小野：先進的ですね．

徳田：ロバート・カメイ先生にお願いして，TBL の場面を見学しました．最近話題の反転学習*を取り入れ，教室で授業を一切しないのですね．オンラインで授業を見て，教室ではディスカッションをします．

小野：TBL というのはこれから非常に重要なキーワードです．医学部の 2 年生に生理学を教えて初めて 3 年目になります（インタビュー当時）が，最初は手探りで，どういう授業であれば学生が反応してくれるか，模索していました．暗記量が膨大になりがちですが，丸暗記ではなく，理解してほしいと言っています．各臓器の動きを理解できれば生理学では暗記すべきことは多くありません．生理学がよく理解できれば，臨床にも繋がります．なぜこの病気はこの症状になるのか，なぜこういう治療法になるのかが理解できます．理解するためには，授業で私の話を聞いてほしいのですが，それ以上に少人数のグループで学習することを重要視しています．グループで学習すると教えられる側も教える側も入れ替わりながら，お互い勉強になります．国家試験対策のグループ学習は一般的ですが，ぜひ低学年のうちから小グループの勉強会をひらいてほしいと思います．

荘子：ディスカッションベースで，学会みたいですね．

徳田：病院でのカンファレンスもそうです．症例検討会も皆でディスカッションをすることで理解が深まります．

荘子：ディスカッションするうえで大切なことは，何でしょうか．

小野：TBL の質は，参加者次第ですよね．私もチューターでいくつかのグループに入ったことがありますが，グループによって進み方が全く違います．とんちんかんなことを誰かが言っても，反論が出て議論が深まるグループもあれば，形式的に進行するグループもある．チューターの指導によるところもありますが，グループ・ダイナミックスにもよるようにも思います．

荘子：問題提起が正しいか，正しくないかではなく，ディスカッションに積極的に参加するのが大切ということですね．そのような海外の大学の話を聞いたり，各国の医学生と話したりしていますと，flexibility と diversity の違いを感

---

* 反転学習：事前に講義を視聴し，その後に対面式の授業で議論などを行う

じます．特に米国の医学生は，何としても 4 年で大学を終えようというよりも，たとえば 1 年間ビジネススクールに行くとか，研究することをあまり抵抗がないようです．多様性があるということと，各々が主体的にキャリアを選択しているからだと思います．日本では皆と同じことを同じ期間に行うことが多いですね．横を見て動く社会なのかなと思います．

徳田：江崎玲於奈先生*の講演で，「寄り道をしたほうがいい」というお話を伺いました．研究でも勉強でも，医学部 6 年間のうち，あえて 1 年を休学して，どこかに飛び込んでいってそこで何かに打ち込むこともいいかもしれません．研究でも，自分の分野ではない研究領域の方法論を学んで，自分の領域にうまくつなげることが大事ですよね．自分たちがやってきたものに，ほかの分野で開発された方法論を持ち込んでイノベーションが起こる，とおっしゃっていました．

小野：まさにその通りだと思います．米国では異分野の壁はたいへん低いですが，日本は大学同士の壁とか教師同士の壁が高い．それをもっと低くして気軽に交流できるようになるといいなと思います．回り道というのは無駄ではありません．荘子君ももう少し生きるとわかると思いますが，人生無駄なものはなくて，何となくこの何年か無駄だなと思っても，それは結局どこかで生きてきます．大隅良典先生は，「役に立つかどうかは考えちゃいかん」とおっしゃっていましたが（笑），人生に無駄はないので，いろいろなところでいろいろなことをやってみるのはいいことですね．

荘子：とても勇気づけられる言葉，ありがとうございます．もう一つお聞きしたいのは，医学生も医師も，研究や臨床に取り組むに当たっていろんなことを同時進行しないといけないと思います．そういったことのバランスは，どのように折り合いを付けたらいいのでしょうか．

小野：医学生の授業は，ほとんど必修なので，そこにだいぶ時間が割かれますよね．部活や社会的な活動に残りをどれくらい振り分けられるかということになります．どこか重みづけをして，何かにある程度時間をかけないと結果が出ませんが，学生の頃はそういったことにとらわれず，いろいろお試しで取り組

---

*　江崎玲於奈：日本の物理学者．国外においてはレオ・エサキの名で知られる．1973 年に日本人としては 4 人目となるノーベル賞を受賞した．

んでみるといいと思います．結果にとらわれず，本当に楽しく感じられるもの
を探せるという意味で，学生時代は特別な時期だと思います．

徳田：実は学生だからできるということがありますから，学生さんは特権階級
ともいえます．世界の学生とつながる活動をしている人が増えていますし，ぜ
ひそういう体験を生かしてほしいですね．

荘子：重みづけに関して，悩んだ時期があります．もともと研究には関心が
あり，1，2年の頃から取り組ませておりました．ただ，その研究室では，最
初から時間をしっかり使って，すでにある method をきちん習得することを求
められました．正直，医学生の限られた時間では，多くの制限があり，研究の
楽しみややり甲斐を感じることができませんでした．そんななか，小野先生が
大阪医大に赴任され，NIH についてのお話を伺い，実際に NIH に留学させて
いただきました．その3週間の経験では，研究だけにフォーカスできましたし，
事前に先方とやりとりして何に取り組むかのイメージを持ってから留学しまし
たので，研究の面白さを見出すことができました．人生のすべてを費やすかど
うかはわかりませんが，ある時期は研究に打ち込むのもいいかなと思うように
なりました．やはり短期間でもフォーカスしていたからこそ，自分が研究を楽
しめるのかについて知ることができたように思います．

小野：研究は，様々な巡り合いで成り立っていますね．タイミング，誰に会うか，
どういうテーマに会うか，そのテーマは現在どう扱われているか……研究とは，
このプロジェクトをどう進めていくか，どこで打ち切るか，どこで見切って次
のプロジェクトに行くか，そういう決断の連続です．どれが正解かはありませ
ん．私が昔お世話になった，UCLA の先生が言っていたのは，長い間研究をやっ
ていると，あの分岐点で違う方に行っていたらノーベル賞だったなあと振り返
ることが1回くらいはあるということでした．その先生は，ある現象を見つけ
て不思議に思ったものの追求しないままでしたが，ドイツのあるグループは同
じ現象を追求してノーベル賞を取りました．どの現象を追求すればいいのかに
は正解がありませんが，ノーベル賞学者の大隅良典先生がオートファジーを見
つけたとき，それを追求しようと思ったのは，単純におもしろいと思ったから
だとおっしゃっていました．

徳田：いろいろな発見があります．フレミングがペニシリンを発見するときの
話，ニュートンのりんご……そういう瞬間は，research をするマインドがあ

るから訪れるのですよね．禅で言えば瞑想のように，脳が持続的に動いていて，普通の人なら見逃すような現象を一瞬でとらえる，そういうイメージがあります．

小野：私は授業では，ある事実がどのようにして発見されたのか，どういうキャリアの人が，どういうことがきっかけで見つけたかをなるべく話すようにしています．大発見につながる瞬間には，何らかの共通項はあるのでしょうが，それぞれユニークなドラマがあります．

荘子：医学を学ぶうえで医学史を同時に学ぶ必要があるという徳田先生のお話と通じますね．ストーリーとしてとらえて，それが何によって，だれによってもたらされているかを，想像力を働かせながら学ぶということですね．

徳田：生き方のロールモデルを発見する機会にもなります．日野原重明先生がロールモデルとされているオスラー先生は，もともと病理を専攻されていましたし，生理学もされていました．その後に内科です．基礎医学をバックグラウンドに持っている先生が臨床医学にサイエンスを持ちこんで，病気の発見や内科学の教科書を書くところまで至りました．あの生き方は今でも参考になるのではないでしょうか．

荘子：小野先生のロールモデルはおられますか？

小野：影響を受けた先生はいます．私はこれまでいろいろなところで働いてきました．よく言えば興味が広い，悪く言えば移り気なので，いろいろなところで，いろいろな場面でロールモデルがいましたが，ニューヨークにいた頃の最初のボスからは特に影響を受けましたね．研究者の考え方とはどのようなものか，研究室はどう運営していくか，プロジェクトをどこまで追求し，どこで見切りをつけるか，など多くのことを学びました．科学者としては彼がロールモデルだと思います．

徳田：ロールモデルとメンターを大切にすることが，若い人にとって大事でしょうね．

荘子：最後に，基礎研究を取り組みたい，あるいは人生の一部で基礎研究を取り組んでみたいと考えている医学生・若手医師に，メッセージをお願いします．

小野：楽ばかりではなく困難なこともたくさんありましたが，それを上回る楽しみ，充実感があった研究者人生を送ってきたと感謝しています．最初から臨床を諦める決断するのはあまりにもハードルが高いので，キャリアのいろいろな時期に研究に接してみることをお勧めします．徳田先生がおっしゃるように，研究マインドは臨床にもきっと役立ちますので，研究マインドとともにキャリアを築いていってほしいというのが私からのメッセージです．

もやもやへの手がかり

- 「研究マインド」を育てることで，臨床でも，患者さんの日々の診断・治療におけるクリティカルな思考ができる．
- 低学年のうちから TBL の手法に慣れ親しもう．
- 学生時代は，結果に固執せず，いろんなものをつまみ食いして経験できる貴重な時期である．

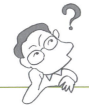

もやもや⑥

離島・へき地で働くのって,どういう感じ?

登場人物:照屋 周造 先生・徳田 安春 先生

医学生なら一度は考える,Dr. コトーみたいに離島やへき域で働いてみたい! でも,実際どういう感じなんだろう? 都会の病院で働くのと,どんな違いがあるんだろう? やっぱり大変なんだろうか.そしてどんなことが学べるのだろうか.

荘子:今回は,東京大学アレルギー・リウマチ内科(インタビュー当時)の照屋周造先生にお越しいただいています.まずは,照屋先生に簡単にご略歴をお伺いしたいと思います.

照屋:最初に自己紹介をさせていただきます.私は現在医師10年目で,東京大学で膠原病の診療をしたあと,現在は八重山病院で診療をしています.初期研修と後期研修は沖縄県立中部病院で行い,そのあと石垣島の八重山病院に1年,沖縄県立中部病院に戻って1年,合計6年沖縄にいました.医師7年目から東京大学にきました.今日お呼びいただいたきっかけは,とあるワークショップで荘子君と知り合いになったことと,徳田先生と同じ沖縄県立中部病院の出身ということで共通点があったことです.

徳田:沖縄県立中部病院の当直は今も多いですか,月10回くらい?

照屋:私がいたときまではそれくらいやっていましたけれど,現在は当直回数も減ってきて,労働環境という面で徐々に楽にはなっていると思います.

徳田:昔はかなりきつかったですね.私は4年間いましたが,毎月10回当直していました.年間120回,4年間だと480回.そのくらい当直していると,病院にいないと落ち着かない.禁断症状が出てきます.

荘子:それは,病院依存症……みたいなものでしょうか(笑).

徳田:病院にいて,発作が収まる.異常だったわけですよ.

照屋：3日に1回当直ってどういうことかというと，当直の前の日か当直の日か当直の次の日しかないのですよ．つまり，落ち着いて飲みに行くタイミングがない．当直の前の日に飲みに行くのははばかれるから，当直明けの日に飲みに行くかという感じで，僕はそんなにお酒は強くないので，頻繁には行かなかったですが，お酒好きな同期とかは当直明けがチャンスとばかりによく行っていましたね．

徳田：近くに飲み屋街があるんですよ．店に入るとだいたい研修医がいるか，あるいは研修医がキープしたボトルがある．行きそうな研修医の名前を言うと，そのボトルを出してくれるのでみんな勝手に飲んでいました．皆同級生だからOKです．

照屋：沖縄県立中部病院では，同級生がたくさんいたのがよかったですね．苦しい研修を共にしていたので，飲みながらお互いの失敗談を話し合っていました．自分が体験しないことでも体験したかのように感じることができたのは，とてもよかったです．ただ，うわさが広がるのがすごく早くて，ちょっとしくじると，あいつはあんなことやったみたいだとか，次の日には皆知っているんですね．

荘子：そうですか！　それでは，下手なことはできませんよね．

照屋：そういう緊張感もあって，鍛えられたかなと思います．

荘子：県立中部病院ならではの教育システムなどはありましたか？

徳田：約15年前からスタートした日本の初期研修制度（新医師臨床研修制度）*は，実は沖縄県立中部病院のプログラムをモデルに作られているのです．その当時，宮城征四郎先生，真栄城優夫先生が厚生省に行かれてプログラムのアピールをして，黒川清先生が強く推薦して，それによってスーパーローテーションの2年間，途中で少し必修が減らされましたが，基本的には中部のモデルを全国が採用したのです．有名病院でも同様のプログラムはありましたが，元々それらの院長クラスが本土から見学に来られ，沖縄のプログラムを持ち帰られたのが始まりです．舞鶴市民病院，飯塚病院，亀田総合病院，聖路加国際病院，茅ケ崎徳洲会病院，手稲渓仁会病院などが代表的です．
　また照屋先生が今日おっしゃったように，研修の同期はよい仲間たちで，私

のように研修を終えて 20 年以上たっている医師でも，いまだにその同級生と
つながりを持っています．いまでも何かあったら相談しているのは研修の同期
です．最近，LINE を始めたのですが，そのきっかけは，LINE で研修同期の
情報交換をするから LINE に入ってくれとメールをもらったことです．全国ど
この研修病院へ行ってもそのような仲間ができます．その仲間を大切にしてく
ださい．

荘子：徳田先生は，沖縄県立中部病院には 1 年目からおられたのですか？

徳田：4 年間研修医として在籍し，そのあと八重山病院に 2 年間，その後米国
に行きました．その後また県立中部病院に帰ってきて，最終的には合計 15 年
くらいいました．

照屋：沖縄県立中部病院の研修にはいくつかのコースがあって，内科コース，
救急コース，産婦人科コース，小児科コース，あと特徴的なのはプライマリケ
アコースといって離島で診療する先生を育てるプログラムがあります．僕は内
科コースで，徳田先生と同じように 4 年間研修医として働いて，初期研修と後
期研修が終わったあとに，独り立ちということで石垣島の八重山病院に行きま
した．通常 2 年が任期で，その頃，腎臓内科医だったのですがその腎臓内科に
呼び戻される形で 6 年目に沖縄県立中部病院に戻りました．そのあと少し自
分のキャリアを考えて東京に出てきました．

---

* 初期臨床研修制度はいつ始まった？： 医師臨床研修制度の変遷（厚生労
  働省ＨＰより）
  1) 1946(昭和21)年 実地修練制度(いわゆるインターン制度)の創設；
     国民医療法施行令の一部改正により創設．1948（昭和 23）年に現
     在の医師法が制定され，同法に基づく規定となる．大学医学部卒業後，
     医師国家試験受験資格を得るための義務として，「卒業後 1 年以上の
     診療及び公衆に関する実地修練」を行うこととされた．
  2) 1968（昭和 43）年 実地修練制度の廃止，臨床研修制度の創設；
     大学医学部卒業直後に医師国家試験を受験し，医師免許取得後も 2 年
     以上の臨床研修を行うように努めるものとするとされた．（努力規定）
  3) 2004（平成 16）年 新医師臨床研修制度；診療に従事しようとす
     る医師は，2 年以上の臨床研修を受けなければならないとされた．（必
     修化）

荘子：徳田先生と照屋先生は，初めの6年間ほどキャリアのオーバーラップがあったのですね．

照屋：かなり同じだと思います．はじめに4年間きちんと修業して，自信がついたころに，ポンと独り立ちみたいな感じで放り出されるというか，監視付きで放り出される．そこからさらに外に出たところまで似ていると思います．

荘子：お二人にお聞きしたいのですが，いくら沖縄県立中部病院のすさまじいと名高いトレーニングを受けられるとはいえ，その後，離島に一人で行くというのは，やはり大変なのでしょうか．

徳田：離島の病院には，基幹病院と診療所があって，一人で勤務するのは離島診療所です．たとえば久高島とか渡嘉敷島とか．一部の大きな離島では二人とか三人体制です．与那国島や伊江島，西表島の病院，八重山病院や宮古病院は普通の病院で医師もいて，200床くらいです．

照屋：内科医は10人くらいいます．

徳田：そういう病院は基幹病院と呼ばれていて，離島診療所をサポートする役割もあります．照屋先生もそうだと思いますが，私が八重山病院にいた間は，八重山地方の離島診療所の応援などもよくやりました．

照屋：はい．あとは夜間救急が発生したときは，ヘリコプターに乗ってお迎えに行ったりしました．とくに循環器内科医の先生方はそういうケースが多いようでしたね．

荘子：沖縄県立中部病院で働いていたときと八重山病院で働いていたときとどういう違いがありましたか？

照屋：私の経験からいうと，基本的に研修医は守られていて，指導医からいろいろな助け舟を出してもらえるのですが，それが八重山病院のような離島の病院に行くと，腎臓疾患に関してもリウマチ性疾患に関してもすべて自分ひとりで診る．石垣島は人口約5万人の島ですが，5万人に関して自分一人で責任をもって診なければなりません．八重山病院という200床くらいの中規模病院の診療科長になるわけです．

徳田：昔もそうでした．私は，内科全般を担う立場で行っていたのですが，基本的に何でもやっていました．週１回人間ドックもやらされました．人間ドックは今もやっていますか？

照屋：いや，今はやっていません．そういう時代もあったと聞かされました．

徳田：人間ドックでは，上部消化管内視鏡や造影検査も１日10人とかやっていました．「はい，バリウム飲んでください．ごっくーん！」とか言って．注腸造影，胃カメラ，心エコー，腹部エコー，また，また，徐脈性不整脈で緊急ペースメーカーを入れるなんてことも……いろいろなことがやれて，たいへん勉強になりましたね．良い臨床実践の場です．また地域医療にもコミットして，交代で在宅もやっていましたので，地域医療の視点も勉強できる．一つエピソードがあります．沖縄ではステーキで有名な石垣牛があるのですが，あるレストランで石垣牛を食べていたら，私の隣のテーブルで，私の外来の患者さんがステーキを食べていました．糖尿病でフォローしている人です（笑）．ふだんダイエットについてさんざんアドバイスしているにも関わらず…

照屋：僕もあります．受け持っている透析患者さんで，いつも厳しく塩分制限を指導している人にラーメン屋で会って，二人してしょっぱいラーメンを食べながら，ニヤッと笑いあいました．ある意味閉鎖的な社会なので，どこへ行っても見つかっちゃうんですね．

荘子：それは先ほどの，研修医がやらかすと病院内でうわさがすぐ回る話と似ていますね．

徳田：さらに離島はもっとすごいですよ．そのドクターが昨日はどこに行ったとか，今日はどこにいるとか，住民の情報ネットワークでキャッチされています．どんな女性と付き合っているとか．

荘子：そういう閉鎖的なところだからこそ得られた学びはありますか？

照屋：人口数百人レベルの離島についてはよくわかりませんが，ある意味，手つかずの野生の状態と思えるような問題が残っていることが多くて，そういうところに手を付けていく楽しみはあります．

荘子：自分でゼロから作り上げていく楽しみがあるということでしょうか．

徳田：もう一つ，離島にいると自分の力で変えることができるのです．大病院では，一人の若手医師が病院のシステム全体を変えるとか，その地域をどうするとかいうことに，様々なパワーバランスや利益関係者の存在によって取り組めません．しかし，離島診療所の医師は，飲み会などがあると，村長の隣に座らされて，しかも意見を言わされる．村長はその意見を重視して政策に反映することがあるんですね．大きな病院ではできそうもありません．

照屋：その通りだと思います．ソーシャルキャピタル*という用語がありますが，地域社会では，ステークホルダーやソーシャルキャピタルにアクセスしやすいので，若者でも物事を変えるなどのダイナミックな活動がしやすいと思います．

徳田：照屋先生は今，東京と沖縄との違いを感じられていると思いますが，沖縄は東京より何か新しいことをやろうとすると結構やりやすいです．ところが東京はシステムが巨大で，たくさんのステークホルダーがいて，新しいことをやろうとすると，縦社会の力学があってつぶされます．最近いろいろな人が地域に移住を始めています．これは医師の社会でもこの傾向は出てくると思います．

荘子：これは面白いです．最近では，社会医学に関心がある医学生は少なくないと感じていますが，ソーシャルキャピタルなどの概念を学んだり，新しい取り組みを実践したりする場として，地域社会は非常に魅力的な場ではないかと思います．

徳田：研修医2年目になると，1か月間の地域研修がありますが，これは貴重な期間です．本当に離れたところに飛び込んで，その地域がどういう医療を展開するのかを見に行く．そして，バックアップが少ないなかで，夜1人で診るときに，自分は本当にどれくらい実力があるのか，わかるといいですね．私は沖縄にいたときは毎年必ず夏は離島診療所の応援に行っていました．勉強になるし，楽しいからですね．

---

* ソーシャルキャピタル：「社会疫学と総合診療」（ジェネラリスト教育コンソーシアム vol 10，カイ書林，2018）参照

荘子：地域でキャリアをつくるメリットとデメリットについて，もう少し詳しくお話しいただけますか？

照屋：良い点としては，地域社会は共同体が小さいので，物事を変えるときに関係各所にアクセスしやすく，それほど大きな力がいらないことが多いということです．それがうまくいけばとても楽しいと思いますし，あとは地域ごとの特色——きれいな海とか，畑仕事とか——を楽しめたらなお良いですね．デメリットは，これもまた共同体が小さいことで，いったん苦しい人間関係ができたりすると，それが後々まで尾を引く可能性があるということですね．もう一つは自分以外のバックアップの人がいないことですね．昔のCM で「24 時間戦えますか」というのがありましたが，知っていますか？

荘子：知りません．

照屋：24 時間，365 日「オン」でないといけない，ということですね．これは非常につらいことで，僕もすごく忙しい時期がありました．そんなときに，それまでは後ろを振り返ると誰か助けてくれる人がいたのですが，振り返っても誰もおらず，私が倒れたらもう終わりだというプレッシャーがあるわけです．そういうプレッシャーにつぶされる可能性があるということがデメリットの2つ目です．3 つ目は単純に合う，合わないということがあります．同じ沖縄の離島でも，それぞれ雰囲気があります．それに合うかどうかは実際行ってみないとわかりません．合わないところで何年も居続けるのは苦しいと思います．

荘子：徳田先生，いかがですか？

徳田：重要なポイントですね．地域と一口に言いますが，へき地だけではなく，実はすべて地域なんですよ．東京でも地域医療をやっています．私も外来をやっていますが，その地域の高齢者の患者さんを診ていますが，実は世界中どこへ行っても地域医療です．私は，地域医療とそれ以外の医療とをあまり区別して考えてはいません．そうではなく，ecology of medical care*と言いますが，

---

* ecology of medical care: Kerr L. White, M.D. † , T. Franklin Williams, M.D. ‡ ,and Bernard G. Greenberg, Ph.D.§N Engl J Med 1961; 265:885-892November 2, 1961DOI: 10.1056/ NEJM196111022651805

ある地域でどういう医療がなされていて，どういう患者さんがどういうところに行っているか，受診体系や患者の流れも把握しながら，研修をするといいのではないでしょうか．大きな病院にいると，どんな重症の患者さんでもどんどん入院させて良くなって帰っていくのを見ると，自分の実力で皆良くなっているように勘違いしてしまうことがあります．ところがそれはシステム全部のパワーです．大きな病院や一つの医療機関だけにいるとそういう錯覚に陥ってしまうリスクがあると思います．そういう意味で昔の大学の医局では，いくつかの病院を数年ごとに回るローテーションみたいな制度がありましたが，ずっと同じ病院でやると，そこのシステムの中でしか診療できないようになってしまいます．

照屋：過剰適応と言えるのでしょうか？

徳田：はい．いろいろなところで，様々な医療システムを見ながら，その中に加わってみることも大事です．地域では，どんどん仲間を増やすような努力もやったほうがいいですよ．チーム医療の時代ですので，地域社会のシステムを変えるのも皆チームで助け合いながらやっていくのが大切です．

照屋：徳田先生がおっしゃるように，いくつかの病院を経験するということはとてもいいことだと思います．僕は，沖縄県立中部病院が好きですが，中部病院も完ぺきではありません．いろいろなところを回ると，良い点も悪い点も見えてきます．それは東大病院でも小さい診療所でも同様です．

荘子：地域を一つのシステムとしてとらえ，いろいろな場所で経験することが大事だというお話だと思います．地域医療といえば，医学生としてはどうしても医療体系はどうかとか，どんな医療が行われているのかとかなど医療のほうに目を向けがちなのですが，では地域はどのように理解すればいいのか，地域というシステムを把握するのにどういう視点を持ったらいいのかが，わかりません……

徳田：日野原先生が以前翻訳された，ジョンズホプキンス大学のタマルティ先生の「よき臨床医をめざして—全人的アプローチ」（医学書院，1987）を読んだほうがいいと思います．人間を一部の臓器だけで診るのではなく，人間全体を診る．その人が属している家族，そして家族が所属している社会も診ること

でより効果的なケアができる，といったことが書かれています．もう一つは，オスラー先生の講演集を日野原先生が日本語でまとめた「平静の心」（医学書院，1983）です．日野原先生が独自に講演集を集めて日本語にしたものなので，米国では出版されていません．この本が米国に逆輸出されて，デューク大学の先生がそれを見つけて，デューク大学出版部が英語版を出しました．この本もお勧めです．そこでも同じことが書いてあります．タマルティ先生はジョンズホプキンス大学を作ったオスラー先生の教え子ですので，同じようなことをおっしゃったのですね．地域に行くときにはぜひ診療所とかだけではなく，その周辺にも出かけていって，いろいろ見て，いろんな人と話をする．患者さんと医学的な話だけでなく，社会の話もする．そして患者さんの日常生活についても関心を持つ．そういった実習をしてほしいですね．

照屋：その通りだと思います．一般的には，BPS モデル＊（生物心理社会モデル）と言われていますね．おおげさに捉えなくても，僕らは患者さんを入り口にして社会全体を見ているということで，患者さんの話を聞いてあげるところが原点になるんじゃないかと思います．話を聞くというのは医療に限った話ではなく，私的なこととか昔話とかですね．医師になって時間がないこともあるのでいつもそうするのは難しいのですが，学生さんとかはとくにそういう話を聞いたらいいんじゃないかと思います．ティアニー先生という有名な先生が，あるとき沖縄に来てケースカンファレンスをされて，90 歳くらいの高齢患者の症例だったのですが，さんざんケースのディスカッションをしたあと，「ところでこの患者さんは，戦争のとき沖縄でどうしていたんだい？」と聞いたのです．研修医がそれは聞いていないというと，「君はなんてもったいないことをしたか．こんなチャンスはないじゃないか」とおっしゃったことがすごく私の心に残っています．昔の人の知恵とか知識をどん欲に吸収していく姿勢こそが，医師として重要なんだということを示されたんだと思います．

＊　ＢＰＳモデル：1967 年，Engel は従来の生物医学モデルとは違う診療の枠組みとして "Bio-Psycho-Social model（生物心理社会モデル）" を提示．その発展型として 2000 年に Pauli, White & McWhinney により "Somato-Psycho-Socio-Semiotic paradigm" という概念が開発された．（横林賢一．家庭医療における健康観に基づく診療―身体心理社会記号論的（Somato-Psycho-Socio-Semiotic）モデル，新・総合診療医学―家庭医療学編　第 2 版，p73, 2015, カイ書林より引用）

徳田：ティアニー先生が 2016 年に American Journal of Medicine にエッセイを書いています．お父さんについて書いています．「Once upon a time in American Medicine」*というものです．

　我々がいうティアニー先生は，名前が Lawrence M Tierney Jr なんです．そのお父さんが，Family Medicine の素晴らしいドクターなんです．すごい数の分娩も行って，小手術もやる，もちろん内科的なケアもやる．おもしろいエピソードがあって，その当時ワンダードラッグと言われたペニシリンGが，軍の中ではひそかに輸入されていたという情報をつかんで，一般的には使われていなかったペニシリンGを米国の医師として初めて使ったとされています．そのときの患者は，化膿性関節炎でブドウ球菌が原因だったのですが，ティアニー先生のお父さんが初めて使ったのです．このエピソードを含んだエッセイを読むと，いかに地域も診ていた先生だったかがわかります．全世界の若い医師にティアニー先生のエッセイを読んでいただきたいです．

もやもやへの手がかり

- 離島・へき地は，「何でもできる（やらなければいけない）」良い臨床実践の場である．
- 離島・へき地には手つかずの問題が残っていることが多く，かつそれを自分の力で変えることができる．
- 離島・へき地だけではなく全てが「地域」であり，患者さんを通じて社会全体を見る視点が大事である．

＊　Lawrence M. Tierney Jr. Once Upon a Time in American Medicine. American Journal of Medicine. 2016 ; 129: 653-654.

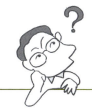

もやもや ⑦

キャリアにおける「寄り道」はしていい？

登場人物：照屋 周造 先生・徳田 安春 先生

　小野先生は「寄り道したほうがいい」と言っていたけれど，本当に「寄り道」していいのだろうか？　何か大きな目標を持って，それに向かって突き進んでいく，そうしなければ良いキャリアって積み上げられない気がする．でも，学生の今の段階で，はっきりとした将来像を描けているわけでもないし……

荘子：照屋先生は，沖縄から東大に戻られたとき大きな変化があったと思うのですが，それが先生にどういう影響を与えたか，振り返っていただけませんか．

照屋：僕自身はもともと大学に戻ろうとは思っていませんでした．今でこそ大学院でマウスを使って少し実験していますが，もともと研究には関心があまりなく，よい臨床医になれればいいと思っていました．それが，研修が終わって石垣島に行って診療科長のようなリーダーの経験をしたとき，少し世界観が変わり，改めてキャリアについて考えるようになりました．当時僕がメンターとして相談していた先生に，今後のキャリアについて伺ったときに，少し幅を広げてはどうか，大学病院もいいし，基礎研究も経験しているという幅の広さも持ったほうがいいのではないかというアドバイスをいただきました．そこで基礎研究ができる大学病院を探したのです．東大を選んだのは自分の母校だからというのが大きな理由ですが，いくつか見学したなかで雰囲気が自分に合っていたので選びました．

荘子：それぞれのシステムを比較することで先生ご自身にどういう学びがありましたか？

照屋：臨床と基礎という観点から言うと，臨床は結果重視です．結果がよければ途中はある程度適当でもいい……徳田先生に叱られそうですが（笑）．基礎研究ではひとつずつ積み重ねて，論理立てていくことが重視されます．そういう考え方を自分に刷り込むような体験ができたのは良かったと思います．もう一つは，市中病院と大学病院の違いを学びました．大学病院は高度な医

療を行うという建前がありますので，ルールが非常に厳格です．ルールが建て増しでできているので，いろいろなところで壁にぶつかって，大組織で働く難しさを，身をもって学びました．大学病院と比べたら，沖縄県立中部病院程の規模でも小さい病院になってしまうのですが，大学に比べると沖縄にいた時のほうが物事を動かしやすかったし自由度もありました．組織が大きくなるほど自由度は小さくなります．

徳田：今，どういう研究をされているのかについてお聞かせください．できるだけわかりやすくお願いします．

照屋：免疫学をベースにした研究をやっています．免疫は，自然免疫，獲得免疫に分けられますが，関節リウマチやSLE（全身性エリテマトーデス）で重要になるのは獲得免疫だと言われています．獲得免疫のCD4陽性T細胞の中で制御性T細胞というものに関する研究をやっています．

荘子：それはどういう研究ですか？

照屋：マウスの脾細胞から，私の研究室が見出した新しいタイプの制御性T細胞についての研究です．研究の方向性として大雑把には機能を研究する，または発現している遺伝子を研究する，出しているタンパクを研究するというようにいろいろな方向性があります．それぞれの研究員がいずれかを担当していて，僕は遺伝子を研究しています．遺伝子を網羅的に調べる方法を使って，我々が見出した新しいタイプの制御性T細胞ではどういう遺伝子が発現していて，ほかの細胞とどう違うのか比較しています．このテーマは自分で決めたのではなく，研究室の大きな流れの中でどこをやるかを上司と相談して決めてもらいました．

徳田：そのなかで，自分のアイディアで仮説を立てて，それを実験で確認するとか，そういう場面はこれからありそうですか？

照屋：まだ研究に入って4年目で，初期研修医から後期研修医に入ったレベルですから独自のものは出せていません．

荘子：照屋先生は，キャリアのゴールはどのあたりに据えられていますか．

照屋：将来的には沖縄に戻って臨床医をやるつもりです．研究は自分の幅を広げるためなので，一区切りついた時点で，「沖縄のために何かしたい」という自分が医師になった原点に立ち返り，沖縄で人を幸せにすることに貢献できたらと思っています．

荘子：ぜひ先生方にお聞きしたいのですが，照屋先生のように原体験があって，こういう疾患に取り組みたいと決めている医学生もいると思うのですが，そういう決まったものを持っている人が，一見無関係なことを挟むことは余計な寄り道なのでしょうか？

徳田：むしろ寄り道がイノベーションの原点と言われています．イノベーションセオリー*にはいろいろなメカニズムがあると言われていますが，イベーションはあるカテゴリーとあるカテゴリーの境界領域に起こることが多いのです．まったく無関係と思われたカテゴリーの境界領域です．一つのカテゴリーの中にだけいると，それが見えない．発見は，様々なことに首を突っ込む，あるいはあえて寄り道をするときに起こるのです．

照屋：professionalism については，10 年ルールという考え方があります．職人的な仕事ができるようになるには 10 年修業期間が必要で，10 年過ぎたときに到達していた地点がその人にとってのゴールであるという考え方です．最初の 10 年のうちに超初心者から上級初心者になって，そのあと一人前になって，管理職くらいのレベルになって，それからエキスパートの中のエキスパートになる．そこまでたどり着けるのは全体の 5％くらいだと一般的に言われています．ですので，最初の 10 年間をがむしゃらに頑張るのがいいんじゃないのかなと思います．離島医療の話で，離島に 1 年いると専門医を取得するのが 1 年遅れるから離島に行くのが嫌だという人もいますが，専門医というのあくまでただの資格です．自分のスキルアップのためにはどこに行ったらいいのかを考えたほうがいいです．1 年遅れても資格は待ってくれますが，離島に若いときに 1 年いるという経験は私にとっては何ものにも代えがたい体験だったと思います**．

---

* イノベーションセオリー：Rogers EM, Medina UE, Rivera MA et al. Complex adaptive systems and the diffusion of innovations. The Innovation Journal: The Public Sector Innovation Journal. 2005; 10(3), article 3.
** 参考文献：中原淳編集. 活躍する組織人の探求, 東京大学出版会, 2014

荘子：自分の変化に対して柔軟にしておくことが大事なのかなと思います．先生方は今までにいろいろなキャリアの変更，決断を経験されたと思いますが，どういったことが決め手になったのでしょうか．

徳田：私はもともと外科志望で研修医になりましたが，途中で内科に変更しました．当時は内科とか外科に分かれていて，メジャーからメジャーの変更はできるが，マイナーからメジャーからの変更はできない．メジャーからメジャーだから変えられたのです．偶然でしょう．それから研修4年目になったときには腎臓内科に進むつもりでした．透析従事者資格も取りましたし，指導医に言われて腎臓内科学会やリウマチ学会にも入りました．ところが私がチーフレジデントをしていたとき，身体診察で著名なジョセフ・サパイラ先生が来日し，1週間その先生を案内することになったのです．そこで凄まじい physical examination を見せつけられたのです．

照屋：サパイラの教科書[3] は素晴らしいですよね．

徳田：それがあってから，私は総合内科に進むことに決めました．途中でPublic Health の Clinical Epidemiology をやることも決めました．そのときに立ち上げた総合内科グループでの私の仕事は教育がメインでしたから，文献を調べて最新のエビデンスをレジデントたちに教えるということを何年もやっていました．そしたら調べても書いてないことがあったり，自分でもいろいろな仮説が浮かび上がったり，それをアウトプットして自分なりのエビデンスを出したいと思うようになり，その方法論を勉強するために米国の大学院に留学しました．その結果いろいろな研究ができましたし，今もやっています．日常の診療や教育をやっているうちに，これをやりたいと思ったときがチャンスです．私は今でも毎日楽しく勉強しています．キャリアを若いうちに長期プランで決め過ぎなかったからこそ，得られたものだと思います．

荘子：徳田先生，研修を始めたとき，今のご自身を想像できたでしょうか？

徳田：想像できませんでしたね．ずうっと，今の今まで．偶然の楽しみを味わってきました．人との出会いが多いのです．本書で何度も言ってきましたが，ロー

---

3) サパイラ：身体診察のアートとサイエンス，原書第4版．医学書院，2013

ルモデル*とメンターです．ロールモデルを見て，調べる．そしてメンターに
相談する．そういうことがたいへん役に立ちました．

荘子：人との出会いをチャンスだととらえて，それをつかむためには，どういう心の準備が要りますか？

徳田：ロールモデルとなるような先生が本を出していたらその本を読む．また医学史を勉強するといいですよ．ロールモデルとなるような先人のすばらしい先生方は大勢います．それに，ロールモデルは医学以外でもいいですよ．私はスポーツ界にもロールモデルはいます．たとえば先日亡くなられましたが，千代の富士とか．彼のDVDを買って，時々見ています．

荘子：マジっすか！

徳田：あの小さい体で，あの集中力，そしてすばらしいトレーニング．学ぶことが多いのですよ．

荘子：他にはいらっしゃいますか？

徳田：アントニオ猪木もロールモデルです．私が医学生を相手にやっている闘魂外来はね．

照屋：アントニオ猪木をモチーフにされているのですね．

徳田：断らない救急というのを皆で体験することなのです．沖縄の病院では当たり前ですが，本土では徹底されていません．それを学生のときに体験して，1日でも皆で力を合わせてやってみようというイベントなのです．

照屋：キャリアを狙って選ぶかというと，僕自身は全くそんなことはないです．徳田先生と同じで，人との出会いがたくさんありました．僕は尊敬する人には従おうというポリシーがあるので，その結果今がある．大事かなと思っている

---

* ロールモデルとメンター：Paice E, Heard S, Moss F. How important are role models in making good doctors? BMJ. 2002 Sep 28; 325(7366): 707-710.)

のは，自分が好き，または興味があることを見つけたら，アンテナを立てて，情報を持続的に集めて，さらに周りにも宣言する．僕がリウマチをやりたいとしたら，リウマチをやりたいと言っちゃう．看板効果*といって，看板をかけたところに情報が集まってくる．集まってきたときに，さらにそこに興味があるのか，もしくはそうでもないのかという取捨選択ができてくる．好奇心を持って持続的に情報を集めつつ，飛び込んでみるときは思い切って飛び込んでみるという軽い気持ちで動いてもいいと思います．

徳田：大切なことだと思います．飛び込むのは大事です．そこに新たな発見がありますから．今までの自分の経験と周りのシステムでやられていることから，新たなアイディアが生まれるのですね．他流試合とわれわれは呼んでいますが，ある程度学年が進んでからでも，時には，普段とは異なるところに特別なことを勉強しに行く．そこで新しい技術やアイディアを仕入れてきて皆にそれを還元する．そこでまた本業の質がアップしますし，イノベーションも起きる．

照屋：患者さんを診察する中で生まれた疑問点を解消するために，徳田先生はキャリアを切り拓かれたと伺いました．臨床医は患者さんを通して社会を見たり，物事を考えたりすることができる特別な機会を得ているのだと思います．そういう機会を逃さずに，患者さんのことを考えながら，自分に与えられたチャンスだと思って，患者さんを救うために今何ができるかということを考えていくと，自然とキャリアが積み重なっていくと思います．

荘子：面白いですね．非常に勉強になりました．まずはロールモデルをみつけること．そこで勉強して，発信して，飛び込んで，吸収する．また戻ってきて仲間に還元する．そういうサイクルを歩んでいれば，結果的にあとから振り返ると一連のキャリアになっている．学生のうちからどう過ごすかということについての大事なヒントになりそうです．

徳田：大事なことは，自分のサクセスを求めるよりは，自分の行動に価値があるかどうかを追及したほうがいいですね．キャリアという話になると，地位を高めるとかお金儲けをどうやってやるかとか，ときにそういうことに流されてしまうリスクがあります．お金も地位も大事ですが，それらが目的になると，

---

* 看板効果：ブロガーの Chikirin（ちきりん）さんの造語 (http://d.hatena. ne.jp/Chikirin/20130417)．心理学で似たような用語としてカラーバス効果というものがある．

それをキープするのが目的になってしまいます．収入をキープすること，あるいは自分の地位を維持することが目的になる．それでは本末転倒です．一生に一度だけしかない人生ですから，これは社会に価値がある，と自分が思うことをやる．　自分にとっての価値という意味では，自分の家族を大切にするということでも十分価値があります．先ほど照屋先生は沖縄に医療を通じて貢献したいと言いましたが，これは非常に価値がある言葉だと思います．そこに一番大事なポイントがあると思います．

照屋：さきほどの10年ルールですが，10年でエキスパートに到達できるような，上位5％に入れるような人が，どういう信念をもって働いているかを調べた研究があります．そういう人は二つの軸を持っている．一つの軸は，自分のスキルアップ，自分が成長するにはどうしたらいいか，もう一つの軸は他者のためにどう動いたらいいかです．徳田先生がおっしゃったように，自己成長と他者への貢献，他者は家族であっても地域，国，世界であってもいいのですが，他者貢献への信念を持つことは，自分が満足するキャリアを得る意味でも重要だと思います．

荘子：徳田先生にとって，追求されている価値は何ですか？

徳田：私が追求している価値は，私の周りにいる人を幸せにしたいということです．家族だけでなく，沖縄という地域も含めてです．最近までは関東中心にJCHO という全国に57 病院あるネットワークで活動していました．そこでは全国のいろいろな地域での総合診療医の養成プログラムが立ち上がりました．私はそれを推進していく立場でしたので，地域医療に貢献したいと思っていました．いろいろな情報発信もしていて，一般市民向けの健康豆知識，英語で医学雑誌に載せるものまでですね．英語で医学雑誌に載せることは世界の患者さんのためになります．つまり世界の人々を幸せにするのです．書いてもお金にはなりませんし，大学にいたときのように業績にはなりませんが，英語論文は書いています．社会にとって価値ある仕事だからです．

荘子：最後に，照屋先生にとっての価値は何でしょうか？

照屋：自分もまずは目の前にいる患者さんを少しでも良くしたいです．僕自身も未熟なのでいろいろな失敗をしながら，場合によっては患者さんにも迷惑をかけながらやっていますが，失敗したときでも修正できるようにして，次の患

者さんには失敗は繰り返さないということを通して，少しずつ成長していくことが大事なのだと思っています．そのうえで，最終的に沖縄全体の健康増進に貢献できたらいいかなと思っています．

もやもやへの手がかり

・様々なことに首を突っ込む，「寄り道」こそイノベーションの原点である．
・キャリアを若いうちに長期プランで決め過ぎないことで，偶然に得られるものがある．
・ロールモデルから学び，学んだことを発信し，発信したことで得られるものからまた吸収し，発信するというようなサイクルを生み出すことが大事．

もやもや ⑧
患者さんへの「共感力」ってどうすれば身につくの?

登場人物:徳田 安春 先生

臨床医には患者さんへの「共感」が大事だとよく聞く.そういう「共感力」って,医学部の6年間でどのようにしたら学べるのだろうか?「共感力」とかコミュニケーション能力って,そもそも「勉強する」ものなのだろうか?

荘子:徳田先生は,良い医師になるために必要なものは何だと思いますか?

徳田:私はいつも「3つのK」ということを言っています.

荘子:「3つのK」とは何でしょう?

徳田:一つ目のKは,患者さんへの「共感」です.病気やけがで苦しんでいる患者さんに共感する.二つ目のKは,「協働」.医療チームのメンバーとの協働です.医師はどうしても病院の他職種の人を下に見てしまいがちですが,メンバーが助け合ってはじめて患者さんの治療はできるのです.三番目のKは,指導医への「感謝」.指導医は別に憎くて叱るのではなく,教えたいという気持ちから言っているのです.指導医も人間ですから,ときに間違うこともあるでしょうが,それも寛容の気持ちで感謝する.指導医の言うことを聞く研修医は,患者の言うことも聞くのです.

荘子:素晴らしいですね.

徳田:これらはお互いに関連しあっていて,例えば研修医で2つめのK「協働」ができていないと,1つめのK「共感」が失われるきっかけになることもあります.

荘子:どういうことでしょう.

徳田:もともと医学生は,小・中・高・大学,そして国家試験を通るまで競

争にさらされ，とにかく周りの人よりも自分のスコアを上げることが最も重要な使命として生きてきました．ところが研修が始まって病院で勤務を始めると，コメディカル，事務の皆さん，そして指導医，同僚皆といかに「協働」（2つめのK）していくのか，これが重要になるのです．そのような大きな変化に順応できず，周りと競争したり，同級生と比べていかに優秀かを見せたりするうちに，だんだん孤立していきます．

荘子：ありそうなことですね．

徳田：それに加えて，研修というのはかなり厳しい労働の毎日です．朝から晩までの仕事．入院患者さんを診ていたら，外来から呼ばれ，外来を診ていたら入院患者さんのことで呼ばれる．救急当直では，救急車がひっきりなしに来る．複数の重症患者さんが同時に来て，並行的に診ないといけない．肉体的にも精神的にも過酷な状況下で，孤立していて頼れる人もいない，そういう究極の状態に追い込まれると，人間は「脱人格化」を起こしてしまうことがあります．

荘子：「脱人格化」というのは，一つ目のK「共感」が失われた状態ということでしょうか．

徳田：その通りです．元来やさしい心を持っているおとなしい人でも，人間として信じられないような発言，行動に出てしまうのです．

荘子：恐ろしいですね……

徳田：医学生のほとんどの方は，もともと患者さんの目線を実は持っているはずなのです．医学生はまだ医師になっていない．しかも病院の職員として勤務していません．病院で勤務している医療者目線でなく，一般の方の目線で医療現場をとらえることができます．しかしその視点が失われていく過程として，先ほどの話とは別に，hidden curriculum＊ということが最近言われています．これは医学教育の中で重要な部分を占めているにも関わらず，まだ十分に手が付けられていないのが現状です．

＊ ジェネラリスト教育コンソーシアム vol.12「日常臨床に潜むhidden curriculum − professionalism は学習可能か？」（2019 年6 月，カイ書林より刊行予定）

荘子：hidden curriculum とは何なのでしょうか？

徳田：これは，医師になると，医学生のときも一部そうなのですが，自分の周囲の医療従事者，とくに先輩研修医の態度，行動，発言をまねしてしまうということです．そして「隠されたカリキュラム」と呼ばれているように，ネガティブな事柄が多いのです．たとえば，救急室の当直帯，夜中の 11 時とか 12 時に泥酔状態の人が運ばれてくるとしましょう．頭に傷があって血が出ているけど，本人が暴れるものだから処置も十分できない．そういうなかで hidden curriculum としてよく見るシーンは，「とんでもないのが来たな……」という態度を医師が医学生に見せてしまうことです．これは，医学的というよりは社会的な問題です．わがままでクレームの多い方，ホームレスの方，お酒飲み，覚醒剤・違法薬物をやっている人，大喧嘩してお互い運ばれてくる人たち，酔っ払い運転の自損事故……ありとあらゆる社会で起きているシーンが一気に目の前に展開されるのです．これでもか，これでもかと……そういう状況に慣れて麻痺しまうと人間は，hidden curriculum が作動して，一つ上か，二つ上の先輩の発言をまねして患者さんの立場に立った共感とかが失われていくのです．もちろん人によりますよ．ある研修医はそのような場面でも全く hidden curriculum に影響されずに，患者さんの目線で研修をする人もたくさんいますが，中には変貌を遂げる人もいます．

荘子：変貌ですか……

徳田：それが怖いところです．良かれと思って「治療をしましょう」と言ったのに「いやいいです」，と拒否される，それが繰り返されると，そういう人を，自分の言うことを聞かない，身勝手で，わがままな患者，家族として見てしまうようになってしまいます．自分の言うことを聞かない患者さんを「ブラック患者」なんて呼んでブラックリストに乗せている，という話を聞いたこともあります．しかし，一般社会には実に様々な人が生きています．そこで大事なのは，想像力です．なぜこの人は勧めている治療に反対しているか，なぜこの人は素直に受け入れないのか，を考えてあげることです．

荘子：ある病院の研修医室でそういうシーンを見たことを思い出しました．そこでは研修医たちが自分の担当した患者さんがいかにひどかったのか，いかにやりづらかったか，という話をしていました．それはストレスの発散もあるのでしょうが，やり玉に挙げられている患者さんに対する敬意や尊重はあるのか

とモヤモヤしました．その患者さんにどうアプローチしていくかのディスカッションにつながるならいいのですが，「ひどいね，わかる」で終わっているだけでは hidden curriculum ですね．

徳田：社会にはいろいろな人がいますよ．例えば，たばこは健康に悪いことは皆知っていますが，たばこに関連する病気になってもたばこをやめない人はたくさんいます．そこで機械的に「たばこをやめなさい」と言ってもいけません．それを助けてあげるためには患者さんのストーリーを聞いて，過去にたばこをやめようとしたときどんなことがあったかという話をよく聞いて，その患者さんに合ったアドバイスを与えなければいけません．これを「動機づけ面接」と言います．患者さんの背景を聞き，そして想像するわけですね．

荘子：その話を聞いて，今日たまたま Facebook で観た動画を思い出しました．息子とお父さんが電車に乗っています．息子が移っていく風景に対していちいち感想を言うのですが，それが周囲の乗客には子どもが精神異常者のように見え，お父さんに病院行きを勧めます．しかし実は，この親子は病院からの帰りでした．病院で視力を回復する手術を受けた後で，息子は初めて風景を見たのです．

徳田：なるほど．

荘子：動画の結論は，「人にはいろいろな背景がある，表面で人を判断してはいけない」．まさに今のお話です．

徳田：そうなんですよ！それなのに，私たちの勧める治療，検査を拒否したとか，酔っぱらって道で倒れてバイクにひかれてケガしたのはけしからんとか，そういう発言を耳にしているうちに，だんだんその仲間入りになってしまう．それが hidden curriculum です．日本は特に仲間意識があって研修医でもグループになって，医局などでそういう話をします．学生もその中にいたりします．そこで hidden curriculum が始まります．

荘子：そうですね．

徳田：なので医学生のだからこそできることとして私がお勧めしたいのは，患者さんの話をよく聞くことです．研修医になるとやらなければいけない仕事を

毎日こなすので精一杯で，ゆっくり患者さんの背景や家族歴を聞くことができませんから．医学生で余裕のある時に，患者さんのベッドサイドに行って，患者さんや家族から今までのストーリーについて耳を傾ける．加えて，研修医が研修医部屋でどういう発言をしているのかも，よく聞く．そのどちらも医学生の皆さんには経験してほしいですね．

荘子：これから気を付けてみます．

徳田：繰り返しになりますが，大事なのは想像力です．医学生のうちに，患者さん，そして友達でも医学部以外の人も含めていろいろな人と語り合う．そして，以前もアートとサイエンスの話題のときにお話しましたが，本を読んだり映画を観たりもよいですね．hidden curriculum で言えば，お勧めしたい著書が最近出ました．「医師の感情—平静の心がゆれるとき」(医学書院, 2016)です．

荘子：ちょうど今，読んでいるところです！

徳田：医学生は読んだほうがいいですよ．医学生が研修医になって医師になるときに，どう感情が変化するかがメインテーマです．医学生のうちに読んでいたほうがいいです．自分自身が医師になったときにどう変貌するかがわかります．

もやもやへの手がかり

・医師にとって必要な「3 つの K」：①「共感」②「協働」③「感謝」
・先輩研修医のネガティブな態度，行動，発言をまねしてしまう hidden curriculum によって，共感する心が失われてしまう危険性がある．
・大切なのは想像力．医学生で時間のあるうちに，患者さんのストーリーに耳を傾ける経験を積もう．

第二部　ちょっと先の "もやもや"

もやもや⑨　総合診療医, 総合内科医, 内科専門医, 家庭医等の違いって？

もやもや⑩　Shared decision making(SDM) って, 結局何？

もやもや⑪　「情報の非対称性」をどう乗り越えるのか？

もやもや⑫　「よく読まれる」「よく売れる」医療情報と向き合うには？

もやもや⑬　医師が疫学研究するということとは？

もやもや⑭　EBM って, 要は「エビデンスが一番大事」ってこと？

もやもや⑮　中山先生, Choosing Wisely をどう思いますか？

もやもや⑯　厚生労働省で医師は何ができる？

もやもや⑰　「健康格差」はどれだけ問題なのだろうか？

もやもや⑱　EBM があるなら, Evidence-based policy making もある？

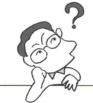

もやもや⑨
総合診療医，総合内科医，内科専門医，家庭医等の違いって？

登場人物：徳田 安春 先生

> 各科の先生には怒られそうだけど，総合診療医，総合内科医，内科専門医，家庭医……なんとなく全部似たようなイメージだけど，どんな違いがあるのだろうか．いわゆる「ジェネラル」に興味があったとしても，自分は結局どれを目指せばいいのかが分からないという人は多いんじゃないだろうか……

荘子：総合診療専門医と総合内科専門医ってどう違うんですか？

徳田：この質問はよく受けます．総合診療，総合内科，総合診療内科などいろいろな呼ばれ方をされていますね．さらに関連付けると，家庭医療，家庭医，またかかりつけ医という言い方もあります．厳密にいうと，総合診療医と一般内科医あるいは総合内科医の違いというのは，こどもとけがを見るかどうかですね．

荘子：なるほど．

徳田：内科医や総合内科は高齢者を中心とした成人の病気を診ますが，総合診療医は原則としてこどもも診ますし，けがも可能な範囲内で診ます．ですから守備範囲は総合診療医のほうが広いです．

荘子：「総合内科」という言葉はどうでしょう．

徳田：昔のナンバー内科の医局では，内科全般を皆で勉強していたので，もともと内科は総合内科だったのです．最近の医局では臓器別内科が多く，総合内科的なバックグランドを持っている人は減っているのですが，総合内科の人たちからすると，自分たちこそが内科の王道であるという意識が強いのです．だから先ほどは「こどもやけがを診るかどうか」と言いましたが，違いは何かと聞かれたらあえてそう言うというだけで，私個人の意見では，違いはないのです．

荘子：違いはないのですか？

徳田：それはマインドの問題ですよ．目の前で困っている患者さんがいたら，その患者さんを助けるための努力をするのが医師としてのマインドです．それを幅広く，総合的に持つのがジェネラリストでしょう．そのジェネラリストの立ち位置が内科医であるときに総合内科医であり，内科以外のものを診る立ち位置だったら総合診療医なのです．あるいはその立ち位置が，診療所ベースで在宅医療にも関わる人は，家庭医なのです．

荘子：マインドが大切なのですね．

徳田：はい．大事なのは，総合系医師の共通のマインドを持つことです．例えば，病院で入院患者さんを中心に診るとホスピタリストということになりますが，よく考えたら，主に病院の中で仕事をしていてもときどき地域にも出ていく人たちがいます．そういう人たちは，病院の中にいながら地域も診ている．地域を診るというのは，今まさに求められている重要な役割で，総合系の医師になるために必要なことですね．

荘子：わかりました．

徳田：総合系の医師は多いですよ．家庭医，ホスピタリストと呼ばれている総合内科医，救命救急医，かかりつけ医は，地域も診て，社会もケアするというろんなことのできる医師になれるのです．魅力的な役割だと思います．

もやもやへの手がかり

・総合診療医と一般内科医・総合内科医の違いは，（あえて言うならば）こどもとけがを診るかどうか．
・総合診療医も総合内科医も家庭医も，ジェネラリストのマインドは同じ．

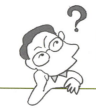

もやもや⑩
Shared decision making(SDM)って，結局何？

登場人物：徳田 安春 先生

> 今日の臨床実習で，先生が「最近は Shared decision making(SDM) が盛んに言われるようになってきた」と言っていた．しばしば聞く言葉だし，なんとなくのイメージがないわけじゃないけど，きちんと勉強する機会は今までなかったから，十分には理解できていないなあ．

荘子：今回は，SDM という概念をひもといていきたいと思います．まず，この概念はどういうものかを教えていただきたいと思います．

徳田：そもそも，患者さんと医療者の意思決定プロセスのパターンは3つに分類されます．まずはパターナリズムです．医師がすべてを決め，患者はその判断にすべて従う．昔はそういう時代がどこの国でもあったのです．医師が偉い．2つめはその対極で，patient-centered care という考えです．「患者中心の医療」と言って，欧米にも学会があります．そして3つめが SDM で，医療者と患者が互いに事実をシェアして判断するという考え方です．

荘子：特にパターナリズムは批判的に語られることが多いですが，実際の臨床シーンでは，この場合ならパターナリズムのほうが適切ではないかと思えることはあるのでしょうか？

徳田：ありますよ．3つのパターンは臨床場面，相手，病態そして社会の状態に応じて使い分けます．意思決定に医療者の割合が大きければパターナリズムです．患者さんの方が大きければ patient-centered care です．混合の場合が SDM になります．3つのどれが正しくて，どれが間違っているということではありません．例えば CPR（Cardiopulmonary Resuscitation；心肺蘇生法）をするとき．目の前で倒れている人に informed consent＊も何もありません．直ちに医療が行われます．

＊ informed consent：十分な説明を受け納得した上で医療介入を受けることに同意すること．

荘子：パターナリズムですね.

徳田：はい. 一方で緩和ケアでは, できるだけ患者さんの quality of life や気持ちを重視したケアを行います. 水分をとれなくとも点滴は嫌だと言ったら静脈点滴は控えて皮下注にするとか, 痛みがひどい場合はある程度のオピオイドも使わなくてはいけない. 医療倫理の4原則 (do no harm, do good, autonomy, justice)** のうち正義の原則を鑑みると, 社会によっては応えられない患者さんの要望もあります. 犯罪になることもあります.

荘子：例えば, 安楽死ですか.

徳田：オランダでは認可されていますが, 日本では認可されていません. patient-centered medicine といっても社会正義として認められていないならできないのです.

荘子：たいへん難しいお話ですね. 患者さんの価値観が反映される度合いみたいなものも, 臨床場面によって異なるということですね.

徳田：そういうことです.

荘子：ＳＤＭを活用できるには2つの軸があるような気がします. 命がかかわるかどうかという軸と, 選択肢が多いか少ないかという軸です. 2×2＝4つのうち, 命にかかわらずかつ選択肢が多いものが, ほかの3つよりも患者さんの意思が反映されるべきものなのかなと思いました.

徳田：私はもう一つの軸があると思います. それは医学知識や医学の臨床経験という軸です. 患者さんと医師は, そこで大きな差があります. 立場と経験, 知識を踏まえたアドバイスもなく判断されたものは, informed consent ではありません. 十分に事実をシェアして, inform する. それがＳＤＭの前提なのです. 何の説明もなされずに, 患者さんがこの検査は嫌だからやりませんと言っているからその通りにしましたとか, 患者さんが抗菌薬を出してくれと言ったからその通りにしましたとかいうのは, ＳＤＭであるとは言えません. そう

＊＊医療倫理の4原則：Tom L. Beauchamp, James F. Childress. Principles of Biomedical Ethics, OUP USA, 2013

やって風邪に抗菌薬を出し続けていると，AMR (Antimicrobial resistance；薬剤耐性)＊も出てきてしまう．目の前にいる患者さんのことを考えて抗菌薬を出すという医師の気持ちはわかりますし，患者さんもそれを飲むことで肺炎になりそうな病態を予防できると信じているかもしれませんが，しかしそれを皆がやっていたら AMR がどんどん広がっていって，最終的に損をするのは，若い人たち，これから生まれてくる人たちです．つまり AMR は社会正義の問題です．

荘子：個々の診療現場の意思決定を超えて，個々についての正義も全体にとっての正義も考えることが，本来のＳＤＭなのですね．

徳田：そうです．そのためには正しい事実を伝える．機械的に，ロボットのように薬を要求されたから出すのはＳＤＭではないのですよ．

荘子：以前私が，ある先生に「ＳＤＭで共有されるものはなんですか」とお聞きすると，information, goal, responsibility の３つだとおっしゃっていました．情報やゴールはすぐに理解できましたが，最後の「責任」がずっと引っかかっていましたのですが，今の徳田先生のお話を伺って少し分かったような気がします．目の前の患者さんに対する正義，社会全体に対する正義を考えると，今自分がやっていることでどういう責任を生じるのか，それがシェアされるべきだと，ということだったのでしょうか．

徳田：もう少し単純な例だと，医療介入を行うときに，薬物療法だと，出された薬を飲むことに伴う責任がありますね．「この薬を飲んだらよくなります」「この薬を飲むことによってこういうゴールが期待される」．そして「その薬を飲むのはあなたです．あなたの責任で飲むのです」．こういう単純な例からもその枠組みは使えますよ．

荘子：なるほど．

徳田：高血圧もそうです．「この血圧を放置したら脳卒中になるかもしれませ

＊　AMR: 抗菌薬の過剰使用によって薬剤耐性菌が世界中に蔓延し，近い将来多くの人々がこれらの菌の感染症によって死亡するリスクがあり，地球規模での危機となっていること．

ん，いろいろな臓器障害が心配です」，これが information．そして goal は，「血圧をコントロールして合併症を予防しましょう」です．3つ目の responsibility は「減塩やダイエットだけでは血圧はコントロールできていませんので，この薬を飲んだほうがいいと思います．でもこの薬を飲むのはあなたの責任です」となります．このように患者さんにも一定の責任があるときにも使います．

荘子：それは，「飲むかどうかはあなたの責任ですよ」というだけではなく，患者さんが社会全体に負っている責任もあるという意味ですか？

徳田：社会正義の原則を倫理で扱う場合は，周りの人にどういう影響を与えるかがあります．たとえば一家の大黒柱，こどもたちもたくさんいる，家のローンも残っている，血圧を放置しておいて脳卒中で倒れると誰が残された家族をみるのか．これも広い意味で責任ですよね．「そこまで考えてこの薬を飲んでほしいです」と言う，「あなただけの体ではありません」と．

荘子：確かにそうですね．

徳田：「ＳＤＭの３つの中身が information，goal，responsibility である」というのはかなり一般性が高いので，この３つはぜひおさえてほしいです．ただ，ここにひとつ落とし穴があります．これらをシェアしたと医師は思っても，意外と患者さんは認識していないことがあります．患者さんは，外来診療の数分間でそれを聞かされます．ただでさえ難しい医学用語，病院の用語が出てくるうえに，患者さんは病院ではたいてい心理的なストレス下に置かれています．だから受診してからの病院や医師に関する感想は「なんかいろいろ言っていたけれども，よく分からないまま，最終的にこの薬を飲みなさいと言われました」で，一方で医師は「十分，納得いくまで説明しました」です．

荘子：それはどうしたら検証できるのでしょうか？

徳田：どれくらい理解できたか，もう一度聞き直すのです．

荘子：ああ，それは僕も理解できます．先生に難しい話を聞いて「わかりましたか？」と聞かれると，つい「はい，わかります」とあいづちを打ってしまうことがあります．そういう風に言わないといけないのではないかと思うからです．それが患者さんにも起こっているのですね．

徳田：もう一つは，説明のしかたが悪いのもありますよ．早口で，理解するのが難しすぎる．製薬会社のパンフレット的に書いてあるような，「この薬を飲んだら30%の割合で脳血管のイベントが減ります」というような話をしてしまう．こういう説明を人間は理解できません．認知心理学的に%で述べられたことを理解できない．

荘子：そうなんですか！下げるということだけしかわからないということでしょうか？

徳田：いや，30%下げるということにどれくらいの意味があるのかを，人間はわかりません．その医師はチラシを誤読しているのです．もっと良い言い方は，「この薬を10年間飲まなかったら100人中3人が心血管系の病気になりますが，飲んだら100人中2人になります」というのが正確なんです．これで30%下がっていることにはなります．3%が2%になっているわけですが，絶対リスク*低下は1%でしかないのです．相対リスク低下は33%です．1/3だから．30%というと効くように感じ，その薬を飲んだほうがいいと思いますが，このような誤読を起こしかねない information では，ＳＤＭとはいえませんね．絶対リスク低下が1%というのは，その逆数は？

荘子：100 です．

徳田：そうですね．NNT (Number needed to treat) は？

荘子：100 ということですね．100 人に投薬して 1 人が病気にならなくなる，ということですね．

徳田：しかも 100 人を 10 年間しっかり治療して，です．絶対リスク低下のほうが患者さんにとっては大切なのです．製薬会社のパンフレットには相対リスクしか書かれていないことが多いですが，患者さんの立場に立った情報提供をするのなら，それは不適切だと思います．

---

*　絶対リスク:疫学における疫学における指標の 1 つで，非曝露群 (対照群)
　　と曝露群 (介入群) における疾病の頻度の差のこと

荘子：そういう情報こそ整備していかないといけないですね．

徳田：ファクト・シートを作ってください．絶対リスク減少とNNTが大事です．しかし製薬会社のサイトに行ったら書いてない．我々が作って点検することが大事です．

もやもやへの手がかり

・患者さんと医療者がどのように意思決定していくかについて3つのパターンがある．①医師中心の「パターナリズム」，②ＳＤＭ，③「患者中心の医療」である．
・ＳＤＭとは，個々の診療現場の意思決定を超えて，全体の正義も考えることである．
・ＳＤＭの3つの中身（①患者さんと医師が同じinformationを持つこと，②どういうゴールを達成したいかをシェアする，③責任を共有する）を押さえよう．

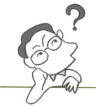

もやもや⑪
「情報の非対称性」をどう乗り越えるのか？

登場人物：市川 衛 さん・徳田 安春 先生

　国試に受かって医師になった時，この膨大で難しい知識を患者さんに対してどんな風に伝えたらいいんだろう……専門用語ばかり使ってしまいそうになるし，簡単な言葉に直そうとすると内容が薄くなってしまう気がする．子供のころ通っていたお医者さんはとても分かりやすく説明してくれた記憶があるけど，あれがどれだけすごいことだったのかが分かる．

荘子：本日はNHK制作局の科学・環境番組部の市川さんにお越しいただいております．市川さんのこれまでのご経歴と，いまどういうことに取り組んでおられるかお聞きしたいです．

市川：2000年に，東京大学医学部の健康科学・看護学科（現・健康総合科学科）を出ました．同級生は現在，大学の教員になったり，臨床で活躍していたりします．私は進路としては少しユニークですが，テレビのディレクターになりました．入局後（NHKでは就職のことを"入局"と言います）は，主に医療・健康系の番組を作ってきました．現在の担当番組としては「NHKスペシャル」がメインです．その他に「ためしてガッテン（現在はガッテン！）」「クローズアップ現代」「あさイチ」なども制作してきました．また最近では，ポータルサイトのYahoo! JapanやHuffington Postなどのウェブメディアに個人として記事を書いたり，東京大学，京都大学などで医療情報の発信に関する講義をしたりしています．またメディアの人間と医療従事者などがフラットに情報発信について考える「メディカルジャーナリズム勉強会」を主催しています．
　テレビやネット，講義など様々なチャンネルを通じて，医療・健康の「情報を伝える」ことでいかに社会貢献ができるかがテーマです．

荘子：明快なご紹介をありがとうございます．医療従事者と市民の間に立ってつなぐ，いわば「医療情報の翻訳家」として活動されてきて，どんな課題に向き合ってこられましたか？

市川：そうですね，やはり一番大きな課題は「情報の非対称性」です．医療・健康の分野は，医師など専門家は情報をよく知っているし専門用語もたくさん持っている一方で，患者さんなどその情報を受ける側はあまり知識を持っていない．そのためにコミュニケーションが成立しにくい素地があります．そのギャップを超える橋渡しをするのがメディアの役割だと思うのですが，どうすればより良くそれを果たすことができるのかというのが一つの課題です．

徳田：情報の非対称性は大きな問題で，健康に関する相談が医療機関で十分になされていないと感じます．通院している患者さんの多くは担当医あるいは主治医と十分にコミュニケーションがとれていません．欧米の研究によると，医師は 3 分も待っていないそうです．

荘子：3 分！

徳田：診療風景をビデオに撮って記録してみると，患者さんの訴えが途中で遮られていることが多いのです．もともと言いたかったことが言えないことになります．「捌く（さばく）」という変なことばがあります．「患者さんを今日は午前中 30 人捌いた」と言って，得意気に語られるのはいかがなものでしょうか．

市川：「遮る」とか「捌く」という考えの根本にあるのは，「正確な情報を伝えれば良い」という思いかもしれません．でも，そもそも診察室でのコミュニケーションの目的は，単に「伝える」ことではなく，それが患者さんに「伝わり」最終的に「変わる」，つまり行動変容につながることですよね．そのためには，「いま情報を伝えようとしている相手はどの程度のリテラシーがあるのか？」「いま最低限，何を伝えなければならないのか？」などを考える必要があるのです．

荘子：伝えようとしたかどうかは自分の中で基準があると思いますが，伝わったかどうかはどのように判断したらよいのでしょうか？

徳田：患者さんは診察を受ける前に聞きたいことを考えてきていることが少なくありません．それを引き出さないで終わってしまうとどうしても消化不良になってしまい，いろいろ検査を受け，薬ももらったけれど満足感がない．医療者に対する不信感が残ってしまう．私の場合，必ずこれでもかというほど質問を出し続けます．「ほかに聞きたいことはありませんか？」と 3 回くらい (笑)．医療面接の教科書にドアノブ・コメントとよく出てきますが，患者さんが医療

面接を終わって部屋からでていく，あるいは医師が部屋から出ていくとき，ド
アノブに手をかけたとき，最後に出てくる質問が実は最も言いたかったことで
あると言われています．ドアノブに手が触れた瞬間に出てくるということは，
最後まで聞きたいことは置いておいてタイミングを失っていたんです．そのた
めの時間のスペースを患者さんに残してあげるのは大事です．日野原重明先生
は，「医師は聞き上手になり，患者は話し上手になる，この両者の努力が必要
ではないか」とおっしゃっています．

荘子：患者さんとコミュニケーションをとる際に，気を付けるべきこととは何
でしょう？

徳田：まず専門用語をわかりやすく直すことです．自分たちがふだん使ってい
ることばを使おうとする医療従事者は多いです．無意識に使って，全く理解さ
れていなかったということがあります．

市川：米国の CDC（疾病予防センター）のサイトに行くと，ヘルスリテラシー
に関する特設ページがあって*，そこには専門用語をどいかに平易な日常のこ
とば（Plain Language）に置き換えるかの教材が公開されています．それを読
むと，私やこの本の読者のみなさんがおそらく「これは専門用語だろう」と思っ
ているレベルより，もっと低いレベルの言葉も専門用語とされていることに驚
かされます．
　たとえば activate は，日本語で「活性化する」ですが，これを専門用語で
あると思う方は少ないのではないでしょうか．でも CDC の教材では，例えば「始
まる」「スイッチが入る」「動き出す」など平易な言葉に言い換えたほうが良い
とされています．米国は多民族国家だし，教育の格差も大きいので進んでいる
部分もあるかもしれませんが，日本でもこうした医療従事者向けのトレーニン
グがなされても良いのではないか，と思うことはあります．

徳田：以前国立国語研究所の先生方と一緒に「病院のことばをわかりやすくす
る委員会」というプロジェクトをやっていて，本も出しました**．「寛解」な

＊　ヘルスリテラシーに関する特設サイト：CDC Plain Language Materials
　　& Resources
　　https://www. cdc. gov/healthliteracy/developmaterials/plainlanguage. html_
＊＊「病院の言葉を分かりやすく－工夫の提案－」，勁草書房，2009

どの代表的なことばについてアンケート調査をしました．100 くらいのことば
について調べましたが，いかに医療従事者が自分たちの世界だけのことばを
使っているか再認識しました．

市川：テレビ業界では，自分たちの台本のナレーションが平易かどうかを判断
する材料として「『中学生でも理解できるか』を考えろ」と昔から言われてい
ます．もちろん中学生というのは一つの例でしかなく，要は具体的なある層を
イメージして，その相手に本当に自分の言葉が理解されるのか？と考えてみる
ということです．コミュニケーションは相手があってこそ成立するものです．
相手が何を求めているか，どのくらい基礎知識を持っているかを考えていけば，
おのずと「どういう言葉を使えば良いのか」が見えてくると思います．

荘子：医学は，専門分化が進んだことで，同じ内科の中でも共通言語がない状
況も生まれているのではないかと思います．なので，医療の言葉を正確に定義
に基づいて使おうとすればするほど，わかりやすさが失われるトレードオフ（あ
ちらを立てればこちらが立たず）の関係に陥っているような気もしています．

市川：非常に重要な指摘だと思います．この点について考えるときに重要なの
は，そもそもコミュニケーションを行う「目的」は何だろう？ということだと
思います．例えば診療現場におけるコミュニケーションの目的は，生活習慣の
重要さや薬の適切な服用法が患者さんに理解できる形で伝わり，最終的に望ま
しい行動の変容が起きることにあると思います．もし非常に正確な情報を伝え
たとしても，それが相手に伝わらず，行動も変わらなければ目的を果たしたと
はいえません．要は「正しさ」を価値基準にするとトレードオフが生じますが，
患者さんの行動変容，もっと言えば「幸せ」を実現できるかと考えれば落とし
どころが見つかるのではないのでしょうか．間違った情報は伝えないけれど，
冗長な説明を省略したり，本質を外さない範囲でデフォルメしたりなどの方法
が見えてくると思います．

徳田：その通りだと思います．さらに言うと，わかりやすく伝えるようなこと
ばにうまく落としこめるかどうかは，本質を理解しているかどうかです．たと
えば New England Journal of Medicine など代表的なジャーナルの abstract は，
大学卒業程度の知識があれば医学知識がなくとも読めるくらいの，わかりやす
いことばで書いてあります．情報の発信としては，むしろそこまで落とし込め
ることが求められます．

市川：そうですね．米国の CDC や英国の NHS（国民保健サービス）のサイト
に行くと，専門家向けの情報と一般向けの情報と分けて書いてあることが多い
ようです．つまり，目的によってコミュニケーションの方法を変えているとい
うことです．医学会とか専門誌に投稿する場合に求められるのはできるだけ正
確な知識を端的に伝えることです．一方で一般の方や患者さん向けにコミュニ
ケーションする場合はまた別のやり方があり，その両方に精通する必要がある
ように思います．

徳田：私が言いたかったのは，市川さんがおっしゃったように，伝える内容を
対象者によってことばの使い方を変える，ただし内容は一緒であるということ
です．

市川：まさにそうですね．コミュニケーションの対象が医療従事者であれば，
その情報が本当に正しいのかを判断するために，多くの情報が含まれている必
要があります．それを端的に伝えるためには専門用語があったほうが良いわけ
です．一方で患者さん向けには，むしろ情報をそぎ落とし，さらに理解しやす
くするために補足の説明を加えたほうが伝わりやすくなります．情報の内容は
本質的には一緒でも，より正確さが重視するシチュエーションと，より伝わる
ことが重視されるシチュエーションがあると考えると理解しやすいかもしれま
せん．

荘子：これまでは一対一のコミュニケーションの話だったと思います．市川さ
んは一対多のコミュニケーションについてのプロフェッショナリズムであると
思うのですが，何かそのノウハウなどあれば共有していただけますか？

市川：私が医学生や医療従事者のみなさんに講演をさせていただくとき，「よ
りよく伝わる」ためのポイントとしてお伝えしていることがあります．それは，
「ガッテン！」という番組を作るうえで大切にされている『4つの感』という
ものです．
　1つめは「共感」です．いま徳田先生がおっしゃったことですが，まず具体
的なケースから始める．そうすると「あ，自分もそういうことがあるな」と思っ
て聞いてみようという気になります．特に「冒頭」に共感を得られるようにす
ることが大事です．
　悪い例というわけではないのですが，ネットに出ているような様々な病気の
啓発サイトなどを見ていると，最初に『糖尿病とはこんな病気です』というよ

うな説明から始めているものがあるようです．いわば論文のように順序だてて説明したいという気持ちはわかりますが，残念なことに，最初から説明が始まると，読者の「その先を読みたい」という思いに冷や水をかけてしまいます．例えばですが，冒頭で『糖尿病の食事療法って，ほんとうに面倒ですよね…』という文章からはじめてみたらどうでしょうか．読者は「そうそう！」と共感し，「ああ，この情報を書いている人は，自分の気持ちを理解してくれているのだな」と思います．その結果，その先を読みたいと思える気持ちが生まれるわけです．

　2つ目は，「参加感」です．例えば，がん検診の啓発講演のシチュエーションを考えて見ます．講演は講師が1人で聴衆は多数なので，どうしても一方的に説明するだけになりがちです．そこでスライドの1枚目でいきなり，「まずは，がん検診の常識チェックです！」と言ってクイズを始めてしまうんのはどうでしょうか．すると聴衆は「え，なんだろう」と思って考え始めます．手を挙げてもらえば，なお良いかもしれません．その時点で，双方向のコミュニケーションが成立します．聴衆を「聞き手」という消極的な立場から「参加者」という積極的な立場にすることで，「その先を聞きたい」という気持ちを高める効果が期待できます．

　3つ目は「納得感」です．納得感が必要なんて当たり前，と思われるかもしれませんが，じゃあ，どうすれば深い納得を得られるのでしょうか？

　ひとつの方法として，「先入観を覆す」というものがあります．最初に相手側が考えているであろう，いわゆる「先入観」をあえて提示して，それをひっくり返してから最も伝えたかったことに進むということです．たとえば肥満への対策として減量を指導する際に，「ダイエットを成功させるには，食事と運動に気を付ける．これは正しいですか？」と問いかけます．よほどひねくれた人でない限り「それはそうでしょう」と同意しますよね．そこで，「間違いです」と言います．相手はビックリするでしょう．そこですかさず「運動によるエネルギーの消費は，実はそんなに大きくありません．ごはん1膳のエネルギーを消費するには，結構な運動をしなければならないんです．食事も運動も頑張ろうとすると，挫折しやすくなります．どうせなら，まずは効果の高い食事に気を付けてみるのが，成功のコツなんです」と言ってみるのはどうでしょうか．単に「ダイエットのために食べ過ぎをやめましょう」と伝えた場合を想像して比較すると，納得感を得られそうな気がしませんか？

　最後の4つ目は，「お得感」です．その情報を聞くと，どんなメリットがあるのかが明確に伝わっているかということです．お薬の使い方について説明するとき，遵守すべき事項だけでなく，それを守ることでどのような利益があるのか（もしくは，守らないとどんな不都合があるのか）について端的に伝える

ことが大切ということです．当たり前のようですが，忙しい診療現場では，意識していないと意外とスルーしてしまうことがあるかもしれません．

　もちろん，この「4つの感」はあくまでメディア業界でコンテンツが多くの人に届くために行われていることで，医療現場で通用するかどうかはケースバイケースだと思います．

徳田：教育論では，一方向性のレクチャーは記憶が最も残らず，1，2か月後では話された内容の5～10%しか残っていないとされています．覚えてもらう工夫をするうえで，市川さんのノウハウは非常に重要ですね．

市川：なるほど．付け加えると，5～10%残るのは「最後まで聞いた」ことが前提になっているということです．途中で聞く気をなくされてしまったら，残るものはもっと少なくなってしまうかもしれません．最後まで聞いてもらうために先ほど言った4つの感は大事です．そのうえで残るのは5～10%に過ぎないことを前提に，そのレクチャーを通じて，本当に持ち帰ってほしいことは何かというメッセージをコンパクトに明確に伝えることが必要かもしれませんね．

荘子：学生の立場からすると，先生にわかりやすいプレゼンテーションやレクチャーを求める一方，単に下手だから伝えようとしていることの価値がないと言えないと思います．中身の価値と伝え方のうまさというのは必ずしも一致しません．わからないからと言って，それが良くないとは言えないと思います．

市川：いまお話しした「4つの感」は，一対多のコミュニケーションで，かつ相手が一般の人の場合ということが前提になっています．授業で医学生に話す場合，目的は情報を正しく学生さんに伝えることです．そこで私が先ほど言ったことにこだわらなければならないかというと，そうではありません．学会の講演では，聴衆の聞きたさを高めるというより，背景・方法・手段・結果・考察を端的かつ明晰に伝えることが大事です．それは TPO によって変わります．

徳田：Choosing Wisely* について話をするときも，医学生，若手医師，さら

---

*　ジェネラリスト教育コンソーシアム consorti um vol. 5 あなたの医療，ほんとはやり過ぎ？～ 過ぎたるはなお及ばざるが如 し～ Choosing wisely in Japan—Less is More カイ書林，2014 http://kai-shorin. co. jp/product/consortium005. html

に上の世代の医師，それぞれで話し方が変わります．学生さんや初期研修医に対するときは，疫学的な難しい話は控え，基本的なことのみにとどめます．指導医や上の先生方へはエビデンスの文献などを含めて提示しています．一般の方々へはストーリー，ケースからお話をします．このようなケースがあり，このような副作用があり，などお話しします．私たちが学生さん相手に話をする場合は，授業として行うのか，カリキュラム外に土日に集まって行うのか，それで違います．授業のときは，必ず学習してほしい前提で話をします．学生さんにとっては大変ですが，医学を勉強して患者さんを診るという責任ある役割を果たすわけですから，最低限は勉強させます．

もやもやへの手がかり

・まずはコミュニケーションの相手を具体的に想像すること．相手が何を知っていて，何を伝えなければならないのか？
・患者さんに話すときと，医師どうしで話すときでは，コミュニケーションの目的が異なり，使う言葉も違う．
・一対多のコミュニケーションでは，「4つの感」：「共感」「参加感」「納得感」「お得感」を大切にしよう．

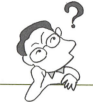

もやもや⑫
「よく読まれる」「よく売れる」医療情報と向き合うには？

登場人物：市川 衛 さん・徳田 安春 先生

> 医学部に入ってからというものの，週刊誌やテレビの医療情報が正しいかどうかを友だちや知り合いによく聞かれるようになった．たいていは間違っているのだけれど，それをちゃんと説明するのは，意外と難しい．将来医師になった時に，自分ができることって何だろう．自分も発信者側になることもあるのだろうか．

荘子：「医療情報の翻訳家」として，「情報の非対称性」の他に感じる課題はありますか？

市川：もう一つ，特に最近感じている問題意識としては，SNSやネットが発達する中で，「伝え方」に非常に習熟したメディアや個人が，適切な内容でなくてもとにかく読まれる情報を出すようになってきているのではないか，という点です．2016年に，週刊誌で「この薬は飲んではいけない」とか，「この手術は受けてはいけない」という特集が続いて話題になりました．もちろん，いま紙の新聞や週刊誌はどんどん売れなくなっていますから，まず「読まれるかどうか？」という点が優先される部分はあったかもしれません．ただ，こうした特集が読まれているのは現実です．

徳田：おっしゃる通りです．週刊誌の取材を受けることがありますが，編集の方々からそのような事情をよく聞きます．今若い人たちは週刊誌を買いません．よくて立ち読みです．誰が買っているかというと，団塊の世代，60～70歳代です．その年代で病気を持っていない人は皆無で，医療は身近な問題なので，取り上げるには格好の話題です．おもしろいのは，同じ週刊誌が医療否定論を定期的に出すのですが，合間に，この検査，治療，薬を受けるとかなりいいというのが出てくる．一貫性がない（笑）．

荘子：情報と意図，意思というものは切り離せないものなのかと思いました．発信する側も受診する側もそうで，「届けたい」とか，「聞きたい」とか，「売りたい」とか，それらが紐付いていない情報はあり得るのか．「聞きたい」に関しても，医療に関する積年の不満を持っている人たちが，医療を否定するようなものを，聞きたい．そこで「言いたい」「聞きたい」「売りたい」がマッチするとき，必ずしも正確ではない情報が拡散されてしまうことが起きるのではないでしょうか．

市川：その通りです．だからこそ，公的な機関や専門家団体による適切な情報の発信が重要です．欧米ではとくに行政が一般の人向けの情報発信に非常に力を入れています．学会や医師会も一般の人向けへの発信を積極的に行っています．イギリスの NHS（国民保健サービス）のサイト「NHS Choices」では，専門知識がない一般人向けに，主要な疾患ごとに「概要」「どんなときに医療機関を受診すべきか」「予防する方法は」などのエビデンスに基づく情報がたいへんわかりやすく整理されています．

荘子：素晴らしいですね．

市川：このようなメディアの問題から，医療従事者に対する一般からの信頼感は盤石なのか，という点も疑ってしかるべきだと思います．2016 年に，ある製薬会社が医療システムへの満足度を調査した*ところ，中国，ブラジル，インドも含む世界 10 か国以上の比較で，日本は最下位であるという結果でした．ご存知のように日本の医療システムは，WHO などの評価でも世界有数の地位を保っていますが，ユーザーである国民の側からは，それほどの満足感や信頼感をもたれていない，ということを示しているかもしれません医療現場における患者医師関係はもちろん，医療従事者や行政の側からの国民に対する適切な発信がされてきたのかどうか，という点も考えてみるべきかと思います．

＊ ロイヤル フィリップス社の調査：https://www.philips.co.jp/a-w/about/news/archive/standard/about/news/press/2016/20160609_Philips_medical_challenge.html

徳田：新潟県立大学学長の猪口孝先生と世論調査のシステムを用いて，アジア・バロメータ・スタディというのを行いました*．その研究でも，医療のアウトカムが良いにも関わらず，国民の医師に対する満足度や信頼度は低い．という結果が出ました．そのかなりの部分はコミュニケーションの問題です．医療アクセスの良さ，コスト低さにもかかわらず，外国と比べて国民の満足度が低いのは，コミュニケーションの問題がそれほど深刻であるということだと思います．

市川：英国の医療制度に対しては，「手術を受けるまで長い期間待たなければならない」などの批判がされることもありますが，一般の人の満足度をとると日本より高かったりします．それは実際の治療の質をうんぬんする以前に，「しっかりコミュニケーションが行われている」ためではないでしょうか．

徳田：コミュニケーションは，素質という面もある程度ありますが，医療のコミュニケーションに関しては，正しく学べば身に付くものです．それがprofessionalism として必要だと思います．

荘子：マスメディアが何を書いたとしても，患者さんとかかりつけ医の関係が非常に良好で，信頼関係があり，説明するという土壌があれば，あまり問題にはならない可能性があるということですか？

徳田：某週刊誌に医療否定のシリーズが掲載されたとき，その記事を患者さんはスマホなどで担当医に見せ，自分の薬についてはどうかを聞いてみたという事例をよく聞きます．今まで，患者さんと医師は，「この薬がなぜあなたに必要か？」というディスカッションをしていなかったということが明らかになったのです．Choosing Wisely キャンペーンでも，患者さんに 5 つの質問**を主治医にしましょうと促しています．ある会議で，この質問について紹介したところ，出席していたメディアの方は，「この質問を日本の患者さんが医師に対

---

* アジア・バロメータ・スタディ：2003 年度より猪口孝氏主導で継続して行っているアジア全域を対象にした世論調査．「アジアの普通の人々の日常生活」に焦点を当て，欧米の世論調査と比較できる方法を使いながら，アジア社会の歴史的，社会的，経済的，政治的，文化的，言語的な特異性を十分に配慮した研究設計によって，アジア社会の貴重な世論調査データを作成することが目的

してするのは無理ではないか」とおっしゃっていました(笑). それくらい発言しにくいという文化があります. それを変える努力が必要だと思います.

市川：不適切な医療情報が拡散される問題について，広く一般の方のヘルスリテラシーを高める重要性が指摘されていますが，私個人としてはそのアプローチには限界があると思います. 同時に大切なのは発信する側へのアプローチで，医療・健康情報を伝えようとする発信者へのトレーニング法や，適切な情報を出した場合のインセンティブをいかに高めるかについて，今後考えていかなくてはならないと思います.

荘子：医療従事者から見た場合に，情報を伝える側にはどういうことが求められるのか，徳田先生にお伺いします.

徳田：私の好きな映画に「インサイダー」** があります. アルパチーノとラッセルクローが出演していましたね. タバコ会社の内部機密をリークしてメディアが報道する. そのときにアルパチーノがジャーナリストとしてすばらしいprofessionalism を見せてくれました. 第1点は，public に対する ethics です. 多くの人たちの健康，命にかかわることだということを第一に考える. 2つ目の点は，情報ソースを守ることです. クライアントに対する責任感の強さが描かれていましたよ. 3つ目が正義を追求する. 例えば，タバコ会社は巨大でいろいろなところに影響を及ぼしているので，メディアもタバコに対して表立って批判しにくいのです. そういう状況にありながら，メディアとしての正義を追求して行動したことに感動します.

市川：そうですね，伝えるものとして「倫理観」や「正義感」は大前提として

＊＊Choosing Wisely キャンペーンでの患者さんに5つの質問：「この処置や検査は私に本当に必要ですか？」「よくないこととしては，どういうことが起きますか？」「もっと単純で安全な方法はありませんか？」「これを行わなければ，何が起きますか？」「コストは，どれほどかかりますか？」の5つ

＊＊＊『インサイダー』：1999 年に公開されたアメリカ映画. アメリカのタバコ産業の不正を告発した TV プロデューサーと大手タバコ会社副社長を描いた社会派ドラマで，実話が基になっている. アカデミー賞の主演男優賞や監督賞など7部門にノミネートされた.

求められると思います．ただ一方で，倫理感や正義感だけが突出してはならないケースもあるのではないかとも思います．たとえば1988年に厚生省（当時）により新三種混合ワクチン（MMRワクチン・麻疹，ムンプス，風疹の三種混合）が導入されたとき，ワクチンに含まれる成分が原因で無菌性髄膜炎が多発したと報告されました．厚労省によると，健康被害の救済認定を受けたのは1,040人，うち3人が死亡したということです．このとき，被害を受けた人や家族のつらさ，そしてワクチンの副作用のリスクが非常に強く報道されたことが，1997年に接種の中止につながったと言われています．

　もちろん，被害を受けた方のつらさを伝え，もう事故が起きないようにすることは報道の使命と思います．ただ当時の報道を改めて調べてみると，麻疹や風疹ワクチンの接種そのものの意義を否定するようなものもありました．こうした報道が原因かどうかは議論があると思いますが，事実としてその後，日本では麻疹や風疹の予防接種を受ける人の割合が少なくなり，流行が繰り返される状況が続き，後遺症や先天性風疹症候群などに苦しむ人が増えたのではないかと指摘されています．ワクチンによる事故が起きたときに，それを伝えたメディアは強い倫理感や正義感を持っていたと思いますが，その報道が将来にどのような影響を与えうるかまで考えていたでしょうか．これは私の個人的な意見ですが，予防接種の公衆衛生上の意義に関する知識がないがゆえに，その点に思いが至らなかった人も多かったのではないかと思います．

　つまり情報を伝えるものにとって，倫理感や正義感だけでなく，最低限の科学的な知識や経験に裏打ちされた，いわば「大局観」が必要なのではないかと思うのですが，いかがでしょうか？

徳田：その点は，私は区別しています．医師のprofessionalismについて記載のある医師憲章 (Medical professionalism in The new millennium : a physician charter, ABIM Foundation, et al, 2002) には，scientific evidenceに基づいて医療を実践するというのが根底にあります．つまりEthicsとprofessionalismには，scientific evidenceが下敷きにあって成り立っているのです．ワクチンに関する話題は，科学的根拠に基づいていないので，私から言わせればemotional responseです．

荘子：伝えたいということと聞きたいということの違いの溝なのかと思っています．というのはscientific communityに所属する人たちはscientificなエビデンスを伝えたいという気持ちはあると思います．それを受診する側がscientificなエビデンスを聞きたいと思っているかというと，必ずしもそうでは

ない．最近も話題になっているワクチンの話で，それによって痛みが出ていることの科学的なエビデンスがあるかというと全くないどころか捏造だというような話すら起こっています．薬害を訴える人たちは，少し調べればわかるはずなのに，それは見たいわけではない．どちらかというと，これだけ不利益を被っていることを発信したい，あるいはそれを裏付けてくれるようなことを聞きたいということがあるのではないでしょうか．そこがどうしたらいいのかと思っています．

市川：そうですね，その点で私が危惧を抱いているのが，フェイク・ニュースの問題です．2016 年の米国大統領選の際に話題になりましたが，トランプさんが勝った背景の一つにフェイク・ニュースが言われています．事実に基づかない，感情に訴えるようなニュースが多く作られ，それが一方の陣営で盛んにシェアされて広まったと指摘されています．アメリカのネットメディア「バズフィード」による調査では，トランプさんに有利なフェイク・ニュースを大量に出したのはヨーロッパのマケドニアの若者たちだというのが話題になっています．動機は，別に政治的な信条ではなく，単に「そのほうが読まれるから」というものでした．いま彼らは，選挙が終わってしまったので，次にヘルスケアの分野に注目していると報じられています．

　日本でこのようなことが起きないとは限りません．というより，代替医療やワクチンなどの分野においては，もうすでにこうした事態が起きているとも指摘されています．

徳田：科学の場ですと pseudoscience というのは昔からありましたが，ソーシャル・メディアの出現で，拡大・拡散しやすくなっている状況はあります．そして populism がそれに乗っかる．ethics, professionalism, justice などにベースに日本のメディアには役割を考えてほしいですね．例えば，もし新聞が pseudoscience, pseudomedicine を流すとなると，さらに読者は減るのではないでしょうか．

市川：そうですね，ただ個人的にはマスメディアだけに限ると問題は矮小化すると感じています．人工知能など新しい技術を使ったツールが廉価で手に入るようになり，個人や小さな規模のメディアでも，ものすごい量の記事を非常に簡単に作成できるようになっています．たとえば検索サイトで「肺がん」とキーワードを入れ，それをつなぎ合わせることで記事らしきものを作るのはとても簡単です．この作り方ですと，がん研究センターのサイトから持ってきた適切

な情報と，いわゆる代替療法の効果を喧伝するような情報も混ざってしまい，一見すると適切な情報に見えるけれど実は誤った思い込みにつながってしまうような危険性もあります．こうした情報をどうすれば選別していけるのか，ということも考えていかないといけませんね．

徳田：これは重要な問題だと思いますね．

市川：ただ一方で，こうした状況があるからこそ，scientific な情報がかつてないほどに求められている時代ともいえます．たとえば私がポータルサイトの Yahoo! Japan で書いている記事は，自分なりに読んだ論文や政府のデータを基本に，あえて固めの情報を紹介しているつもりなのですが，望外に多くの人が読んでくれています．その読者がフェイスブックやツイッターでどんどんシェアして，これは読んだほうがいいと言ってくれています．「伝える」ことを専門とする世界で十何年か経験を積んだ結果として，「こういうデータや情報は，こういう伝え方をすれば響くし，伝わる」ということがわかるようになりました．適切で，科学的な根拠に基づいた情報への欲求は存在しないわけではないのですが，それを上手にかみ砕き，適切なタイミングで届けるという仕組みが不足しているのかもしれません．

徳田：日本の科学情報の問題の1つは，peer review journal にきちんと載っていて，何度も検証され，患者さんや一般の方にとって役に立つ情報であると保証された情報を発信するのではなく，ある大学のある先生の個人的な意見を検証なしに載せることです．極端に言えば，明日から膵臓がんが治る，というような記事や明日からがんの検査が血液 1cc でできる，というような記事を掲載する．それはミス・リードです．

市川：そこですね．伝える側にとって，「誰が信頼できる専門家なのか」を見極める目を持つことも非常に重要なことと思います．そのためにも，最低限必要な science の知識や統計学，そして医療や保健に関する制度について学ばなければならないと思っています．ただ伝える仕事をする人間全てに「専門家と同じレベル」まで学べと要求するのは現実的ではありません．では，どのくらいのところまで知っておけばだいたい許容されるのか？その点が整理されなければならないと感じます．その議論にはメディアの人間だけではなく，医療従事者や介護従事者，そしてもちろん当事者のかたも加わり，一緒に議論していくべきものと思います．

荘子：その通りですね．

市川：2016 年にですが，個人的に勉強会（メディカルジャーナリズム勉強会）を立ち上げて，多種多様な職種・立場の人がフラットにその点について議論しあう場を作りました．そこで，「コミュニケーション」というテーマのなかで，多職種がお互いのノウハウを高めあっていくことができたらと思っています．わたしのようなメディアの人間は伝えることを仕事としてトレーニングを受けてきたので，医療従事者の方が情報発信にお悩みを抱えていたときに，「こうやったらもっと伝わる」とか，「こういう言い方をしたほうがより患者さんの行動を変えることにつながる」というアドバイスができます．一方で専門家のみなさんは scientific な最先端の知識や現場の実情をご存知なので，その点についてメディアの人間に対してご指導をいただければと思います．徳田先生が進めておられる Choosing Wisely もそういう場になるのかなと期待しています．

荘子：最後に市川さんから，本書の読者の医学生に向けてメッセージをお願いします．

市川：「医療・健康情報をいかに伝えるか？」から始まり，この分野におけるコミュニケーションに関する幅広い点について議論してきました．読者の皆さんのなかには，コミュニケーションまでなかなか手が回らないなと思われた方もいるかもしれません．ただ，医療従事者の皆さんの究極的な目的は，自分の知識や経験を利用して，病なり不健康なりで苦しんでいる方を「少しでも幸せにすること」だと思います．その目的のためには絶対にコミュニケーションが役立ちます．過去の研究でも示されているように，医療従事者のコミュニケーションの取り方によって治療の効果が変わってしまいます．アドヒアランスも変わります．すべてが変わってしまう．

　そして診療の場では，現時点では治療の手立てがない病に苦しむ人に向き合うこともあると思います．新しい薬や医療技術を開発するにはものすごく長い時間とお金がかかりますが，コミュニケーションの工夫はすぐに，お金もかけずに取り組むことができます．それによって病そのものは変わらなかったとしても，患者さんの生きやすさや，生活の質を高めることはできるかもしれない．これから現場に出ていってこの国の医療を支えていく人たちに，コミュニケーションの持つ力の重要性や可能性を，心の隅っこにでも結構ですので留めておいていただければと思います．そして，すごく忙しい勉強時間のほんの一部をそこに振り向けていただければと願っています．

もやもやへの手がかり

- 倫理感や正義感だけでなく，最低限の科学的な知識や経験に裏打ちされた，いわば「大局観」が情報を発信するメディアに求められる．
- 日本の医療に対する国民の満足度が低いのは，コミュニケーションの問題が深刻であることの表れ（逆に言うと，信頼関係さえ築けていれば，患者さんもいい加減な情報に惑わされにくい）．
- フェイク・ニュースが跳梁跋扈する現代において，scientific な情報がかつてないほどに求められていて，公的な機関や専門家団体による適切な情報の発信を日本でも進めていかなければならない．

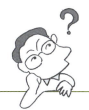

もやもや⑬

医師が疫学研究するということとは？

登場人物：中山 健夫 先生・徳田 安春 先生

> 疫学とかそういう分野って，授業でもあまり扱われないし，縁の遠さを感じる．国試の勉強するときも「公衆衛生は後回しにする」って言って，何となく食わず嫌いしている医学生は多い．医師じゃない人も少なからずいそうな分野だし，医師が疫学研究するっていうのはどのような意味を持つのかなあ？　そもそも「疫学とは何か」も聞いてみたい．

荘子：今回はゲストに，中山健夫先生（京都大学大学院医学研究科健康情報学）にお越しいただきました．まず中山先生に，ご略歴と今取り組んでおられることについてお伺いします．

中山：私は生まれも育ちも東京で，東京医科歯科大学を1987年に卒業し，東京厚生年金病院(現・JCHO東京メディカルセンター)で2年間内科の研修をしました．1989年から東京医科歯科大学の難治疾患研究所で疫学を専攻し，はじめは循環器疾患を中心とした予防医学，地域のフィールドを基盤としたコホート研究に10年ほど取り組みました．私の学位論文は新潟県新発田市のコホート研究で，2千数百人の住民の方を15年ほど追跡して，脳卒中の頻度やリスク因子を明らかにしたものです．その後1年半は，米国UCLA（カルフォルニア大学ロサンゼルス校）の School of Public Health（公衆衛生大学院）にポストドクトラルフェローとして留学し，帰国後は国立がんセンター（現国立がん研究センター）研究所のがん情報研究部へ異動し，がん予防の方向にキャリアが広がりました．その後，京都大学に新しく公衆衛生大学院ができるということで，東京を離れました．京大には，2000年に助教授として着任し，2006年に教授になり，10年経ちました．

徳田：ぜひお聞きしたいのは，中山先生が epidemiology（疫学）に進まれたきっかけです．

中山：父も祖父も開業医でしたので，私にとっては，医師といえば地域の開業医でした．大学時代は公衆衛生予防医学研究会という研究会に所属して，先輩・後輩，

仲間たちと活動しておりました．そこで，開業医が担う地域医療に加えて，地域・社会全体に対するアプローチが大事だと気づき，5，6年生の頃には，将来は地域医療を中心にしながらも，できれば予防医学や社会医学をやりたいと思うようになりました．私が卒業したころは，大学に残っていわゆるストレートの研修をすることが一般的でしたが，私は実家から近い東京厚生年金病院（現・JCHO東京メディカルセンター）を研修先に選びました．ここは，セミローテート方式を採用しており，地域の総合病院として充実した研修ができると感じたからです．

　医師となって3年目に，東京医科歯科大学の難治疾患研究所の教授で，疫学研究の第一人者であった田中平三先生が，助手として来ないかとお声をかけて下さいました．そうして，平成元年に疫学に取り組み始めることになったのですが，当時は疫学をやりたいという強い意識はあまりありませんでした．徳田先生もご存知のように，1980年代当時，疫学は若い医師にとって魅力的な学問とは言えず，「難治疾患研究所で疫学をやる」と言ったら，同級生たちに不思議そうな顔をされました．「おまえは医師なのになぜ疫学をやるの？」と聞かれたことを今でも覚えています．それくらい疫学というのは医師が取り組むサイエンス，医学研究とは思われていなかったのですね．私自身も当初は疫学に強いモチベーションがあったわけでなく，同級生たちの質問にきちんと答えることができませんでした．

荘子：そこから疫学研究者としてのキャリアが始まったわけですね．

中山：1989年から疫学を始めて，最初は地域を基盤とした循環器疾患のコホート研究について教授から指導を受けました．オーソドックスな研究でしたが，振り返ると，とても幸運なことだったと思います．循環器疾患の疫学は，脳卒中，心筋梗塞の予防が大きな目標ですが，アウトカムとしてはもちろん死亡自体もあります．リスク因子としては高血圧，高脂血症，糖尿病，肥満などがあり，病気になる手前の生活習慣として食生活，運動，ストレス，睡眠があり，さらに社会経済要因や社会心理的要因まで広がります．つまり，循環器の疫学を通して，地域医療のいろいろな特徴や住民の生活習慣や環境に目を向け，様々な生活習慣病が成立していくのをどこで食い止めたらいいかについて様々な時間軸で見ることができた，という意味で非常に良いテーマでしたし，何より私が元から親しみを持っていた地域医療となじみやすい分野でした．

徳田：中山先生が予防医学について若い頃からアクティブに勉強されていたのはすばらしいなと思います．

中山：私にとって，予防医学は学生のときから身近な概念で，医学には治療と予防があるということを当たり前に思っていました．ですが，医師の多くは，予防にあまり関心がなく，急性期の治療をやることこそが医師の仕事だと思っています．私より二世代ほど上の偉い臨床の先生たちが，「今まで医学は予防を相手にしてこなかった」とおっしゃることがありますが，それを聞くたびに私は少し不思議な知持ちになるのです．臨床医の多くが予防と医学・医療を一緒に考えてこなかっただけで，予防医学自体は昔から存在していて，長い積み重ねがあるのですね．

荘子：中世以降，近代医学が発展をとげた大きな要因の一つは，感染症との闘いであったと思います．感染症にかからないためには生活環境や公衆衛生としてどうしたらいいかを構築する上で，医師の社会における役割が決められたという歴史的な経緯を踏まえると，予防はかなり昔からあった概念だと思います．

中山：荘子君の言う通りで，中世にはそもそも急性期の治療自体がそれほど発達していなかったので，急性期に対応することと予防・環境整備を同時進行で取り組まざるを得なかったのでしょう．そういう背景があったので，治療だけではなく，社会全体の環境整備に取り組まないといけないという話につながりやすかったのだと思います．現代では，どうしても個々の治療のところ，診断や治療技術の進歩のために目の前の患者さん，「できること」が一見増えて，医師がそこに魅力ややりがいを感じるのは，ある意味で当然のことかもしれません．

荘子：感染症と生活習慣病の違いを考えると，人に移るかどうかが大事，ということでしょうか．他人に移る病気だと，社会としても個人に治療して欲しいと要請するインセンティブが働くように思います．

中山：感染症は目に見える形で移りますが，生活習慣病も，実は移るのです．肥満は感染するという考え方もあり，New England Journal of Medicine にも数年前に論文*が出ていました．この論文の著者であるハーバード大学の Christakis は，菌とは違う形，"social ties" を介してライフスタイルが伝わっている可能性を指摘していますね．ユニークな視点ですが，確かに人間関係を見てみると，太っている人は太っている人と付き合っている傾向があります．

---

* Christakis NA, Fowler JH. The spread of obesity in a large social network over 32 years. N Engl J Med. 2007 Jul 26;357(4):370-9.

それは原因なのか結果なのかわかりません.

荘子：生活習慣病であっても，個人だけでなくコミュニティに対してアプローチすることが大事な可能性があるということですね.

徳田：疫学の重要なポイントを教えていただきました．私は最近，進化医学 evolutional medicine** に興味があります．それによると，原始時代の人間は狩猟目的であちこち動き回っていたのが，農業が1万数千年前に登場し，集団生活を始めたことで人口増加が起こり，感染症が出現して脅威になったとのことです．その後，産業革命によりライフスタイルや食生活が変わったことで cardiovascular disease が出てきた，などとあります．1980年代はちょうど infectious disease から cardiovascular disease に医学の軸足が移った時期で，その頃に先生が疫学研究に着手されたということに，時代の流れを感じました.

中山：おっしゃる通り，1980年代は世界的にも疾病構造の移行期でした．私たちが医学生時代，授業で感染症の時代は終わり，生活習慣病（生活習慣病の言葉は1997年以降なので，ここでは「成人病」）の時代だと教えられて，それを信じかけていました．そうしたら，実は感染症は終わっていなかったということがあとからわかってきました．だから今は，その両方と向き合わないといけません.

もやもやへの手がかり

- 予防医学自体は古くからある概念．最近では診断や治療技術の進歩で「できること」が一見増え，予防と医学・医療を一緒に考えられる臨床医が少なくなった？
- 「肥満は感染する」という考え方もある！ 個人だけでなくコミュニティへのアプローチも重要.
- 今は感染症と生活習慣病，そのどちらにも立ち向かわなければならない時代である.

**進化医学 evolutional medicine：Peter Gluckman, Alan Beedle, Tatjana Buklijas, Felicia Low, Mark Hanson. Principles of evolutionary medicine. Oxford University Press, 2016

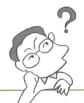

もやもや⑭

*EBM*って,要は「エビデンスが一番大事」ってこと?

登場人物:中山 健夫 先生・徳田 安春 先生

> 今日の臨床実習では,先生が今度は「これからは EBM(Evidence-based medicine)の時代だ」と言っていた."Evidence-based"って言うくらいだから,エビデンスを最も重視する考え方のことだと思っていたけれど,どうやらそう単純な話ではないみたい……?

荘子:中山先生,EBM についてお聞きしたいです.

中山:EBM という言葉は,いまだに日本だけでなく世界でもまだ誤解が多い言葉です.私は,様々な臨床系の学会で診療ガイドライン作成のお手伝いをしているのですが,診療ガイドラインの話をする前に,まず EBM の基本的な考え方を紹介するようにしています.日本では,EBM は「臨床家の勘や経験ではなく科学的根拠,エビデンスに基づいて行う医療」というように説明されてしまうことが少なくありません.「エビデンスに基づく医療」と言っているのだからこの説明で正しいのではないかと思う人が多いと思いますが,EBM のパイオニアたちは,一言もこのようなことを言っていません.EBM という言葉が 生まれたのは 1991 年で,G. Guyatt が 1 ページの論文「Evidence-based medicine」を American College of Physicians の学術誌に書いて,世界に大きなインパクトをもたらしました.ただ言葉がわかりやすかったために,「研究論文になっているエビデンスだけで行うのが EBM である」という誤解を招きました.

荘子:そこではどのように EBM は定義されたのでしょうか?

中山:パイオニアたちが定義として言うのは,EBM は integration であるということです.3 つの異なったものを integration するのです.1 つ目は,best available research evidence,2 つ目が clinical expertise,3 つ目が patient values.この 3 つを統合して意思決定をするのが EBM の本来の考え方です.evidence と言われているのは「人間を対象として疫学的な手法で得られた一般論」ということで,適切に EBM を実践するための一つの大切な要素である

ことは確かなのですが，同時にあくまで一つの要素ですべてではないのです．これに対して，clinical expertise は，個々の臨床家の貴重な経験に基づく熟練，技能や直感的な判断力ということです．そして patient values は，患者さんの希望や価値観です．この 3 つを統合しようとする EBM の考え方は，本来は非常にバランスのとれた考え方です．

　これに 2000 年代前半，第 4 番目の要因が加わります．それは circumstances です．状況とか環境と訳されますが，これには 2 つの意味があります．患者さんの中の状況と患者さんが置かれている状況です．前者は，individual clinical state と言われますが，個々の患者さんの臨床状況です．同じ病気でも進行度，重症度が異なります．患者さんの性別，年齢によっても異なります．私は大切な視点だと思ったのは，患者さんの性，年齢だけではなく，併存症の状態，ほかにどんな病気を持っているかによってもある病気の意味は違ってくる，という点です．例えば，肥満の糖尿病の患者さんに対して，一般論としてエビデンスに基づいて勧められる治療は，当然食事療法と運動療法と適切な薬物療法で，皆納得して推奨度 A となるでしょう．でも目の前の肥満の糖尿病の患者さんが，変形性膝関節症で痛くて動けない．そういう患者さんには運動療法を診療ガイドラインの推奨通りに行うことはおかしいですよね．運動以外のアプローチを工夫していく必要があるでしょう．つまり，臨床研究がきちんと行われ，しっかりしたエビデンスがあって，診療ガイドラインで強く推奨されていても，目の前の個々の患者さんの状況を考えず，そのまま当てはめてはいけないわけです．

荘子：そうですね．

中山：改めて，自分自身を振り返ってみて，一つ気づいたことは，多くの医師はある病気の合併症（complications）の勉強はしているけれども，併存症（comorbidity）の方はどれくらい意識できているのだろうか，ということです．

　例えば，糖尿病の 3 大合併症（腎症，神経症，網膜症）は血管障害が原因ですから，糖尿病が進行した結果として起こります．それに対して，糖尿病の患者さんが変形性膝関節症を持っていることは糖尿病の結果ではありませんね．糖尿病を持っていた人が偶然持っていた別の病気であり，これが，併存症です．そう考えると，糖尿病という病気は一つでも，糖尿病を持っている人間の併存症の組み合わせは無限です．EBM の circumstances は，一般論であるエビデンスを患者さんの個々の状況に応じて，個別化して慎重に役立てて行くように，と注意を促しているわけです．

荘子：そうですね．EBM というのは元来 evidence, clinical expertise, patient values, そして circumstances の個々だけでなく，それらの調和を追求していくということなのですね．

徳田：同感です．以前私は Oxford 大学の Center for EBM というところに見学に行きました．そのとき当時のセンター長の Paul Glasziou 先生が，この4つの factor について，X factor と呼んでいました．X という文字を書いて書く枠内に4つの因子を記載しながら，学生さんにディスカッションさせていました．それがワークショップのなかでも必ず最後に最も重要なこととしてやる．Gate flame というシェーマを使って重要なエビデンスをどうやって検索して，目の前の患者さんに当てはめるかの作業をグループワークで行なっていました．EBM を Cook Book と思って，Cook Book Medicine として，薬の用量や検査もマニュアル通りにやると，患者さんの背景が違うときにそれを当てはめていいのか問題になります．

　最近私が診た患者さんでも，日本人の80歳代後半の患者さんで，PMR(リウマチ性多発筋痛症)と診断した方がいました．治療としては，教科書的にはプレドニゾロン15～20mgですが，実はその方はとても虚弱で，ひどい骨粗鬆症があって亀背で腰も丸くなっている，体重も20kg台，糖尿病もある．そういう方に15～20mgはやりすぎではないかと思い，私は7.5mgにしました．調べたら，体重でPMRのステロイドのdoseは決めてよいという研究が最近出ていました．超高齢になると様々な病気を抱えていますので，Cook Bookのように当てはめられるのがむしろまれなくらいです．

中山：高齢の方が多くなってきて，多病併存が当たり前になってくることで，単一疾患モデルの限界がおのずと明らかになりつつあります．

荘子：そういう併存疾患を抱えた人にどうアプローチするかに関して，ビッグデータを活用できる可能性が出ているのですね．

中山：その通りで，今，診療ガイドラインの研究班で東京都の長寿医療研究センターの石崎達郎先生が，東京都の広域連合で高齢者のレセプトを分析しています．すると，ある病気を持つ人は他にどのような病気を併存しているのか，加齢によってどのような組み合わせの病気が多くなっていくのか，ある薬を使う人が他にどんな薬を使っているか，などいろいろなことがわかってきます．

荘子：単一疾患に落とし込もうとする思考ですが，臨床推論を学んでいますと，いろいろな症状はあるけれど，それは一つの原因ではないかという，オッカムの剃刀*のように，そうあってほしいという願望もあると思います．どちらかというとヒッカムの格言**のように多因子であることを前提にしていく必要があるということですね．

中山：私は昭和 60 年代に医師としてトレーニングを受けたとき，いろいろな症状を説明するシンプルな一つの原因を探すのが医師の能力であると言われましたが，両方の能力を身に付けて行く必要がありますね．

徳田：その当時は cure の時代でした．元来元気だった人が病気になって一時的に病院で治療するが，社会復帰してまた元気になる．ところが現代は care の時代で病院に入院して，ADL が低下して，そして地域でどのようにして皆でみていくか．病気が治るというよりはうまくコントロールして，病気とともに暮らしていくという視点です．日本の現状は非常に大きな変化の時代だと思います．そこに医療者がうまく catch up しないといけません．

荘子：先日実習で見たケースで，95 歳くらいの方で歯肉の下にがんができていて手術に踏み切りました．術前診断よりもさらに進行していて全部が取り切れない．術者の先生方もこれ以上やるのは何のためになるのかと思いつつも，全体の意思決定は取り切れるだけ取るということになりました．それを見ていて，EBM をやろうとしたときに，からだの症状と患者さんご自身の価値観とかご家族の思いとかを実は同じように並べて考えなくてはならないのではと思いました．歯肉がんを取ったけれど，ほかに患者さん，家族にとって，社会にとってどうなのかを考えられていかなくてはいけないと思ったのです．

中山：その通りです．今までは同じ病気に向き合っていても医師の目指しているゴールと患者さん，家族が期待しているゴールは当然ながら違いました．それを少しずつ，それぞれが自分の考え方を変えながらすり合わせて，共有できる新しい着地点，shared goal を探していく必要があります．

---

* オッカムの剃刀：ある事柄を説明するためには，必要以上に多くを仮定するべきでないとする指針．もともとスコラ哲学にあり，14 世紀の哲学者・神学者のオッカムが多用したことで有名になった．

**ヒッカムの格言：どの患者も偶然に複数の疾患に罹患しうるとする格言

荘子：SDM がない EBM はエビデンスによる圧政になるということもお聞きしました＊＊．SDM とはどういうもので，何をすることなんでしょうか？

中山：SDM は日本でも議論が進みつつあります．SDM の隣にある考え方は，インフォームドコンセントです．インフォームドコンセントの発展形がＳＤＭであると言われますが，それは半分正しくて，半分は？です．世界的にみると，インフォームドコンセントをタイトルに含む論文数は，1960 年代，70 年代と増えてきていますが，近年は天井状態です．これに対して SDM をタイトルに含む論文数は，1990 年以降に増えてきて，2016 年には，インフォームドコンセントの論文よりも多くなっているのです．それくらい世界では SDM をしっかり議論しているのです．

荘子：そうなんですか！

中山：日本はまだまだ少ないですね．SDM に関して，NICE（英国の国立医療技術評価機構）は非常に充実した Web サイトを作っています．彼らは，「医療の場での意思決定で医療者と患者・家族が間で交わされる conversation である」と言っています．SDM はどんなときに大事かという海外の議論を見ると，この患者さん，この病状，こういった難しい局面で，どうしたらいいかわからないときに，大きな力を発揮する，とされています．医療者が，何をやったらいいかわかっているときは SDM ではなくて，もっとシンプルな説明や，「こちらのほうに来てください」という形のインフォームドコンセントでいいのです．でも医療者自身がその患者さんに何をやったらいいか，確かなエビデンスが無い，前立腺がんの患者さんに手術をしたらいいのか，ホルモン療法がいいのか，化学療法がいいのか，待機的経過観察がいいのかわからない．未破裂の脳動脈瘤が見つかった患者さんに手術をしたらいいのかわからない．論文を見てもいろいろな結果が書かれている．診療ガイドラインの推奨を見ても，明確な方向は示されていない．このようなときに，医師は，自分の経験と信念に基づいて，そして責任を負う覚悟を持って，そしてある意味ではパターナリズムで決めざるを得なかった．患者さんも半分は納得しながら，もしかしたら，そういうものだとあきらめながら従うしかなかったかもしれません．そうしたときに，医療者と患者さんがそれぞれの情報を持ち寄って，それぞれのゴール

＊＊ Hoffmann TC, et al. The connection between evidence-based medicine and shared decision making. JAMA 2014; 312(13):1295-6.

を少しずつすり合わせながら責任を共有して道を探っていくプロセスがSDMです．難しい臨床的な判断を，医療者と患者さん，時にご家族が協力して行うことで，関係者の合意形成と意思決定が並行して行われていくことになります．今後は，エビデンスが確立していない領域だけでなく，医療者が「正しいことは分かっている」と考えている領域も，患者さんから見て「本当にそれで良いのか」という問いかけも進んでくる可能性があります．

荘子：ＳＤＭというのは患者さんの価値とか患者さんのためになるだけではなくて，医療者の不安を取り除いていく手助けになるのではないでしょうか．

徳田：われわれが皆でやっている Choosing Wisely キャンペーンもそのコンセプトで，元来 professionalism に基づいて，医療者と患者さんの対話を促進しよう．賢い決定をＳＤＭでやってほしいということなのです．ただ recommendation が命令形になっているので，その部分だけ取り出すと Choosing Wisely は怖いという印象をお持ちの人もおられるかもしれませんが，実際はよく読めば，強制するものではなくルールに縛っているわけではありません．患者さんと医療者の双方に向けて，それぞれのことばに置き換えて発信された，コミュニケーションのためのツールなのです．そろそろ日本でも関心が広がってきているのではないかと思います．

中山：Choosing Wisely の動きを，徳田先生が中心に，急がず，できるところからいいお手本を作ってほしいですね．

もやもやへの手がかり

- EBM とは，① best research evidence，② clinical expertise，③ patient values の 3 者の integration である．
- さらに 2000 年代前半に第 4 番目の要因 circumstances が加わる．合併症（complications）の勉強はしていても，併存症（co-morbidity）を意識できているか．
- EBM は，SDM で補完することで，患者さんのためだけではなく医療者にとっても重要な手助けになる概念，手法である．

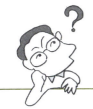

もやもや⑮

中山先生，Choosing Wisely をどう思いますか？

登場人物：中山 健夫 先生・徳田 安春 先生

EBM についてはよく分かった．僕がやっている Choosing Wisely にも通ずるところは多くありそう．次は，中山先生に Choosing Wisely について聞いてみよう．

荘子：今回は，今後 Choosing Wisely を出発点にしてどのように社会と対話を試みていくか，あるいは患者さんと医療者がいかに協働できるかについてご意見をいただきたいと思います．

徳田：Choosing Wisely は，professionalism に基づいて，それぞれの学会が自ら professional に向けて recommendation を作成し，その recommendation をわかりやすくして，一般の方や患者さんに向けて発信しています．患者さんと医療者のコミュニケーションを円滑にするための取り組みであるという意味では，SDM と重なる部分は多いのです．

中山：Choosing Wisely の提唱者である Brody 先生の論文*を読みました．
　そこに書いてあった印象深いことばは，「控えるべき医療を選ぶのは，政府ではなく医師自身である」ということでした．やるかやらないかを政府が費用対効果分析で決めるのではないでしょう．やるべきものはやるし，やってはいけないものはやってはいけない，と言い切ったのはすごいなと思いました．Professionalism の議論を出発点にしたうえで，エビデンスだけではない考え方とか意思決定を医療者と患者さん，そして社会の中で共有していったらいいのかなと思います．先生の活動を応援していますし，ご一緒できればと願っています．

荘子：私たち医学生は，医学教育を受ける中で，こういう病気がある，こういう症状があるというときに，それぞれに対して治療などの介入を「やる」医療

---

* Howard Brody. From an Ethics of Rationing to an Ethics of Waste Avoidance. N Engl J Med. 2012; 366:1949-1951.

を学びます．一方で，「やらない」あるいは「やめる」医療についてはあまり学ぶことがないという印象です．そこはどう考えたらいいのでしょう？

中山：今，荘子君が言ってくれたのはその通りで，診療ガイドラインを作る際にも重要なポイントになります．診療ガイドラインを構成する Clinical Question は，EBM でいう PICO に基づいていて，どんな Patient に，どんな Intervention をやったら，どんな Comparison に比べて，どんな Outcome が良くなるかが基本の構造です．たとえば肺がんの患者さんに抗がん薬Aと抗がん薬Bを処方して，抗がん薬Aは抗がん薬Bに比べて生存期間が長くなるかどうか，または患者さんの QOL などです．これだと，AとBどちらをやるのが良いかという問いになってしまいますが，本当はAもBもやらないという選択肢もあるわけですね．今の診療ガイドラインはどうしても，やる治療Aかやる治療Bの選択になってしまっています．やらないという選択肢を私たちは意識化していく必要があると思います．

徳田：over-diagnosis に関してはここ数年関心が高まっています．高齢者の患者さんが多くなる中で，医療による介入をどこまで継続していくか，も重要な問いです．つまり，over-diagnosis だけでなく over-treatment もあるのでないか．それが現実として見えてきたのがポリファーマシーや AMR（薬剤耐性）の問題です．こういった問題において，医療費の話がメインになるべきではありませんが，避けては通れないトピックです．いわゆる precision medicine（精密医療）に基づく薬が非常に高額であるということがわかってきました．このような背景がいくつか積み重なって，時代の転換期に来ているのかとも思います．

荘子：そういう転換期に入った理由は何だと思いますか？

徳田：医療技術の発達が一つとして挙げられます．私が学生の頃は，糖尿病の薬といえばＳＵ薬くらいしかなかったのですが，今やたくさんの薬剤が出てきて，bariatric surgery（肥満外科手術）といった手術もあり，やろうと思えばいくらでも介入できます．大動脈狭窄症も昔なら手術しかなかったのが，今では，TAVI（経カテーテル大動脈弁留置術）が出てきて，寝たきりの認知症患者さんに対してもやろうと思えばできる．本当にそれが必要なのか，やりすぎではないのか，医療者自らが考えなくてはなりません．検診やがんスクリーニング，最近では福島の甲状腺がん検診などでも over-diagnosis のリスクがあります．こういう背景が転換期と結びついていると思います．

中山：従来指摘されていた要因がいろいろな形で，この数年一気に複合的に顕在化しているように思います．費用対効果分析ではなくて，臨床現場や病院経営の場で，「控える医療」に対して経済的な incentive がなかなかつけられていない．何とか医師の professionalism という話から正攻法でいこうとするけれども，「そうは言っても，簡単には変えられませんよ」と言われると，どうすれば良いか悩むところです．

徳田：入院でしたら DPC で扱われますが，外来に関しては今でも出来高払いです．最近では，患者さんの自己負担の割合が徐々に増えています．今，中山先生がおっしゃった指摘について，ちょうど Gigerenzer 先生（前マックスプランク研究所，現在はシカゴ大学教授）が医師の行動パターンを分析して論文*を発表しておられます．医師の行動は，かなり経済的誘因 financial incentive と防衛医療 defensive medicine の影響が強く，この二つが over-diagnosis の温床であると指摘されています．例えば，MRI や CT を購入した診療所は減価償却のため，それを使わないといけない．また，訴訟や医療事故を回避するため，頭痛，腹痛の患者さんに身体診察して大丈夫だと思っても，念のため CT，MRI を撮る．このような行動・思考パターンは先進国共通のようです．

中山：ブレーキをかけるにはどうしたらいいのでしょうか．東日本大震災の福島原発事故以降，被曝について強く気にされる方々が増え，被曝を避けるために CT 検査は結構ですと言われるケースが多くなったという話を聞きました．単に減らせばいいという話ではなく，検査による害を適切に伝えることも大事ですね．

徳田：MRI が診療所にある場合は，CT は被曝するので被曝しない MRI を撮ってくださいと依頼する患者さんもいますよね（笑）．そうしたニーズがあるので，診療所に MRI があるという状況も生まれています．診療報酬の工夫と professionalism についてのキャンペーンの両方の介入を行うことが求められています．

---

* Gigerenzer, G., & Muir Gray, J. A. (Eds.). Better doctors, better patients, better decisions: Envisioning health care 2020. Cambridge, MA: MIT Press, 2011.

荘子：個人ベースで取り組むことも，組織，国として関与していくことも双方必要ですね．

徳田：もう一つ重要なのは，Choosing Wisely に基づいて検査を適切に仕分けするためには，そもそも良い医療面接，良い診察ができる必要があります．それがないまま，いきなり検査を全部奪い去ったら見逃しのリスクが大きくなります．見逃しを増やすことは私たちの本意ではありません．その意味で，Choosing Wisely を進めるにあたっては，基本的診療能力を高めると同時にみんなで生涯学習として取り組まないといけません．

中山：まさに原点ですね．

荘子：やらないという見極めができるためには，良き臨床医であることが求められるということですね．

中山：現時点では，診療ガイドラインを作成する際には，当該領域の専門医の先生方が集まるのが一般的です．が，ここにプライマリ・ケア医の先生や患者さんの代表も参加していただくという流れができつつあります．さらに，保険者の代表にも入ってもらおうということが議論されています．これまで支払い側の立場の人が診療ガイドラインの推奨の議論に参加することはありませんでしたが，これからはそういったことも必要になってくると考えています．

徳田：それはすばらしい取り組みだと思います．

荘子：話は尽きませんが，最後に中山先生から聴衆の皆さんにメッセージをお願いします．

中山：今回は貴重な場を提供していただき，徳田先生ありがとうございました．私も今年 55 歳で，人生の後半に入ってきて，自分のキャリアのこれまでとこれからを考えています．医師になって約 30 年，医師の仕事は本当にたいへんだけれども，この仕事をやってきてよかったと思っています．本書をお読みの皆さんも，自分の仕事をやり抜いてと良かったと述懐できように，お互い頑張っていきましょう．

もやもやへの手がかり

- Choosing Wisely は，professionalism に基づいて，それぞれの学会が自ら professional に向けて recommendation を作成し，その recommendation をわかりやすくして，一般の方や患者さんに向けて発信している．患者さんと医療者のコミュニケーションを円滑にするための取り組みである．
- 「控えるべき医療を選ぶのは，政府ではなく医師自身である」
- Professionalism の議論を出発点にしたうえで，エビデンスだけではない考え方や意思決定を医療者と患者さん，そして社会の中で共有していこう．

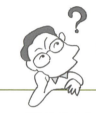

もやもや⑯

厚生労働省で医師は何ができる?

登場人物:宮田 俊男 先生・徳田 安春 先生

医師免許をとった上での多様なキャリアの一つとして,「医系技官」があるという.厚生労働省というお役所で,医師はどのような役割を果たすことができるのだろう? 仕事内容もなかなか想像つかないなあ.

荘子:今回のゲストは,宮田俊男先生(医療法人 DEN みいクリニック理事長)です.まず初めに,宮田俊男先生のこれまでのご経歴についてお伺いします.

宮田:僕は,東京都渋谷区で育ち,公立の小,中,高校を出ました.両親は医師ではなく,高校卒業後に宇宙に関係する仕事をしようと思って,早稲田大学理工学部に入りました.ちょうどその頃は,国立循環器病センターから人工心臓について取り組んでいる先生が教授として赴任し,研究室を立ち上げるタイミングでした.先生の「君,人体こそ宇宙だよ」という言葉に感動して,その研究室に入りました.いわゆる医工連携という形で,エンジニアと大学病院の医師とが一緒になって医療機器開発に取り組んだのでいて,日本のメーカーは世界最小の人工心臓などを開発していましたが,動物実験ばかりで一向に人体に使われようとしませんでした.私はそこが気がかりで,いろんな方に「これはいったい誰が治験をするんですか」と聞いていました.国もたくさん予算をつぎ込んでいるものの全然進まず,これは自分で外科医になって治験をするしかないなと思い,早稲田大学卒業後に大阪大学医学部の3年次に編入学しました.医学部在学中は,基礎研究の研究室にも3年間在籍し,遺伝子治療の研究をしたり,米国の大学の先生に突然メールを出してコロンビア大学のプレスビティリアン病院で実習生として受け入れてもらったりしました.そこの先生たちは基礎研究も臨床研究もやっていて,しかもワークライフバランスも保たれていることに驚きました.実習の学生たちも臨床業務を積極的にやっていました.非常に印象的だったのが,当時のコロンビア大学の学生さんに,今日一緒に飲みに行こうと言ったら,「俺,今日当直なんだ」というのです.

荘子:学生で当直ですか!

宮田：ものすごく朝も早いし，夜も遅いし，同じ医学生でも日米で全然ちがうなと思いました．将来医師になったら大変な差になるぞと思いました．それ以来グローバルなことを意識するようになったかなと思います．私が医学部を卒業する頃は，初期臨床研修医制度の導入前でしたので，そのまま外科のレジデントになりました．外科医になった以上は手術をたくさんやって，何とか生き残ろうとしました．外科のレジデントの後は大阪大学病院心臓血管外科のスタッフになり，人工心臓の治験などに携わったのですが，いざ自分でやってみると，日本では留学していた頃に見ていた米国の外科医と同じような働き方はできませんでした．研究室のある先生からは「宮田君，臨床研究をやっても大変だし論文も書けないから，基礎研究で論文を書きなさい」と言われ，なんとかならないものかと思っていました．

荘子：その当時の人工心臓の状況とはどのようなものだったのでしょうか．

宮田：10 年くらい前はものすごく古いタイプの人工心臓が使われていたので，脳卒中などの合併症がたくさん出ていました．当時欧米では，埋め込み型人工心臓がすでに導入されていて，患者さんは外来に通院するだけでよかったのですが，日本では，病院に入院させられ，移植まで 2 年間ほど待機しているうちに脳卒中で片足が動かなくなったり，そうこうするうちに社会復帰できなくなったりするという状況が多く見られました．これは，システムの問題ではないかと思うようになりましたね．せっかく治しても生き生きと暮らしていけなければ何の意味もありません．医師が現場でできることは限られているので，システムを変えようと思うと自分が厚生労働省に行ってみるしかないかという気持ちになり，1 年だけ出向してみようと決めました．

荘子：厚労省でのお仕事はどのようだったのでしょうか．

宮田：厚労省に入ってみると，実際にものを変えていくのは簡単ではありませんでした．今 0 で将来 10 の目標があれば，まず 1 の部分を何とかして作るということがとても大事ですが，この 1 を作るのが難しい．なぜかと言うと，予算には限りがあるし，法律改正しようにも改正すべき法律は年金・介護など医療分野以外にもたくさんあるからです．厚労省は縦割りで，2 年ごとに部署を移動しなくてはいけません．普通にやっていればあっという間に 20 年経ってしまうので，病院での回診のように，いろいろな部署にヒアリングして実態を学びました．私がいた頃に取り組んだこととしては，人工心臓に関係すると

ろだと，当時の薬事法を改正して今でいう薬機法に変えました．医療機器は，それまでは薬と同じ章の中で扱われていましたが，今では薬の章から独立しています．政策は動くのがどうしても遅いのですが，最近ようやく厚労省にも医療機器審査課ができて，医薬品の審査課とは独立して医療機器を審査・承認するようになりました．こうして種をまいておけば，5 年，10 年と経つうちにだんだん動いてくるのだなと思いましたね．政策の動きの遅さは，現場からすると腹の立つ限りですが，どこかのタイミングで始めないといつまでも変わりません．

荘子：他に，厚労省で働くなかで難しいと感じられたことはありますか．

宮田：医療分野は，医師会，薬剤師会，看護協会，製薬企業，保険者などステークホルダーがとても多く，各々の利害を調整するのはとても大変です．医療の質と安全性を高めるという目標は皆同じなのですが．厚労省も，省庁で一番大きい省で，保険を担当する局，医師・看護師を担当する局，薬や医療機器を担当する局などが分かれていて，それぞれに利害があります．「国民のため」がいつの間にか局の都合になりかねません．それぞれは一生懸命やっていても，非常に局所的な戦いになってしまいます．行政が変わると，医療現場には大きなインパクトが生まれるので，大局的な見方と局所的な見方のズレを正すことが必要です．そこに，行政と現場とを繋ぐ視点を医療者が持っているのといないのとはずいぶん違います．

荘子：そのような経験は，今にどのようにつながっているのでしょうか．

宮田：現在は地域で家庭医をしているのですが，医療現場の中でこんなものが保険で切られて使えないとか，いろいろな声が聞かれます．しかし不満を言うだけでは現実は変わらない．その意見をいかに政策的なルートに乗せて変えさせるかが大事です．例えば，在宅医療での栄養管理を目的とした脂肪製剤の点滴は，病院では保険が通っていましたが，在宅医療では通っていませんでした．行政側に働きかけ，先日の診療報酬改訂によって保険収載リストに入り，保険で支払われるようになりました．こうした現場のニーズを厚労省に伝えるプロセスをきちんと踏めば，現場も一気に変えられるのです．

荘子：なるほど．

宮田：何かにつけて厚労省が悪い悪いと言われますが，彼らは現場から遠いのです．医師免許をもつ医系技官にしても，私みたいに現場を経験してから医系技官になる人もいますが，そういう人は多くはありません．公平性や利益相反などのルールを整備しつつ，医系技官が臨床をできる環境を整える方が良いと思います（なおこの本が出版されるときにはすでに可能になりました）．医系技官は法制度の専門家に近いので，現場の声を行政にどう伝えるか，について大いに力を発揮するでしょう．一方で，行政の取り組みを現場に落とし込むことも同じくらい大変です．日本はベッド数も多いし入院期間も長い，また高齢者は，多くの病気を同時に抱えていますので，それぞれの疾患別々に薬を処方すれば，あっという間に 10，20 の薬を飲むことになります．これらの問題についてそれぞれ政策が打ち出されても，現場に落とし込むのは簡単ではありません．その現場の落とし込みをどのように実現するかについて取り組んでいます．

徳田：お話をうかがって，キャリアに筋が通っているのが印象的でした．キーワードである「医療の本質」を追求した結果，宮田先生はこういう道に進まれたのだと思います．人工心臓を作られて，それを手術で術者として実際に使う．そしてそのなかで得た経験とともに厚労省という医療機器を管理するところに飛び込んでいく．そしてそのシステムのバリアを乗り越えるために医療政策に入っていくというように，皮膚感覚で本質を見極めるというすばらしいキャリアを歩まれているというふうにお聞きしました．

荘子：「医療の本質」というキーワードは，徳田先生はどのようにお考えでしょうか．

徳田：患者さんを早く助けたいということです．特に心臓疾患は重篤で，元気だった人がこんなに急変するのかというくらい一刻を争う臓器です．そのような患者を目の前にしてこられたからこそのアクションですよね．普通の人だったら，病院に勤務して「厚労省は遅いな」と言って終わるところを，厚労省に乗り込み，さらに厚労省から家庭医を実践し，現場と政策をつなげる，なかなかできることではありません．

荘子：宮田先生，徳田先生のコメントはいかがでしょうか．先生にとって医療の本質は何でしょうか．

宮田：その通りです．目の前の患者さんの訴えに対して，どうすれば解決できるのか，そればかり考えてきました．大学病院にいたときにはありとあらゆる最先端の技術が揃っていて，スタッフの数もそれなりにいるし，優秀な人もいました．そんなスタッフの間でも，「実際に心不全になったら人工心臓は付けられたくないよね」「心臓移植を待つ2年間がつらいよ」といった話をよくしていました．今でもそうかもしれませんね．当時開発していた人工心臓は，小児も含めてほぼすべて承認されています．残念ながら当時の多くの患者さんは亡くなってしまっていますが，現在の多くの患者さんは救われる人もいますので，そういう意味ではよかったかなと思います．一方で最先端医療の功罪もあります．私が大学病院にいた頃，深刻に思ったのが，人工心臓を付けながら末期のステージに入っていく．人工心臓を付けているために死ぬことができない．手足がミイラ化するまで進行してしまう．日本はどうしても命は平等化されているので，60歳の人と20歳代で子どもも2人いる女性とが並んでいても，先に待っている人から心臓をもらうのです．米国では単に待機の順番だけでなく，その人が今後どのように生きていくかを鑑みて優先順位を決めます．このような倫理的な問題をもう少し日本で議論してほしいですね．

荘子：宮田先生は，なぜ「人工心臓」だったんですか？ 何か原体験，人工心臓にとりくまなければいけないと思うことになったきっかけとなるエピソードはありますか？

宮田：人工心臓関係で忘れられない患者さんは何人かいますが，原体験という意味では，忘れられないがん患者さんもいますね．実は，米国のレジデントシステムを自らまねて，主にがんを扱う一般外科を5年やってから心臓外科に進みました．当時はドラッグ・ラグ*がデバイス・ラグと同様大きな問題でした．厚労省の認可が遅い．その理由の一つには，60年間続く国民皆保険制度があります．この制度のもとでは，医療費は高齢化や技術の進歩によって自然に増えていきます．それを抑えるのに薬価を抑制してきた歴史があり，企業からすると日本で医薬品・医療機器を開発する魅力が薄かったのです．そこで，数年前に新薬の薬価をすぐに落とさずにしばらく維持することに変えたのです．医療機器についてもこの数年で，イノベーションに対する加算がつくようになり，承認速度はたいへん速くなりました．

---

* ドラッグ・ラグ：海外で使われている薬が，日本で承認されて使えるようになるまでの時間の差

荘子：そうなんですね.

宮田：一方で技術発展一辺倒でいいのか，という問題も出てきています．早稲田大学時代にゼミで宇宙科学技術政策について研究していましたが，日本は宇宙科学技術に投資してきたけど，民間はロケットをちっとも飛ばさないのです．米国は民間がロケットをガンガン飛ばしてビジネスにしていきます．日本には技術があっても，最終的には米国がその成果を利用する，ということがあるのです．医薬品も同様で，今話題の小野薬品工業の抗がん剤「オプジーボ」にしても，発見こそ日本ですが，実用化にあたってはブリストルマイヤーズの大きなバックアップがあったのです．ブリストルマイヤーズは日本の研究を実用化しまくっています．

荘子：お聞きして思ったのは，研究開発にしても作るということに関しても，個々のパーツは優れているのに，それをつなぐものがなく，全体のプロセスが寸断されているところに問題があるのではないか，ということです．

宮田：その通りです．日本は基礎研究もすごいし，もの作りもすごいです．それなのに基礎研究の成果も海外に取られて，医薬品も，医療機器も兆単位の赤字です．日本の防衛予算は5兆円ですから，どれほど大きいかがわかります．日本人は真面目に取り組んでいるんだけど，全体の文脈でいろいろなことを是正する必要があります．

荘子：徳田先生はいかがですか．

徳田：日本は職人芸に優れていますよね．ノーベル賞を取っている人も多いし，イノベーターがたくさんそろっているけど，それをシステム全体として生かすことがない．

宮田：そうです．

徳田：パテントやマーケティングなど医療産業に関係する分野では特に遅れていますよね．病院の臨床医は，そういうことをあまり気にかけていませんし，広い視点でアドバイスできる人が多くはありません．

もやもやへの手がかり

・予算の限界があること，医療分野以外にも法律改正すべき法律がたくさんあること，ステークホルダーが非常に多いこと，これらが政策の動きを遅らせている．

・臨床医でも，厚労省に現場のニーズを伝えるプロセスをきちんと踏めば，政策を変えられる可能性がある．

・日本は，基礎研究も，もの作りに関しても，個々のパーツは優れているのに，それをつなぐものがなく，全体のプロセスが寸断されているところに問題がある．

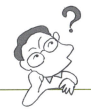

もやもや⑰
「健康格差」はどれだけ問題なのだろうか？

登場人物：宮田 俊男 先生・徳田 安春 先生

> この前「健康格差」についての本を読んだ．最近研究がさかんに行われている分野だという．社会的なアプローチが必要なことから，厚生労働省などの関係も強そうだ．また，医師としてもどのように関わっていけばいいのだろうか？

荘子：まず徳田先生から，健康格差の概論についてお伺いしたいと思います．

徳田：私は，ハーバード大学の public health 大学院に行っていたときに健康格差について学んだことがあります．イチロー・カワチ先生，ハーバードでは一目置かれている先生に教わりました．健康の社会的決定要因について扱う社会疫学という学問領域が国際的に注目を集めていて，教科書[*]も発刊されています．日本語版も発刊[**]されていますので，読者の医学生の皆さんにもおすすめしたいです．

荘子：読んでみます！

徳田：健康の社会的決定要因として，社会経済的状況は非常に重要です．社会経済的状況 (Socioeconomic Status, SES) というと，3つからなります．1つは，Income，所得，資産です．2つ目が education，教育，学歴，3つ目が job，職業です．格差というと所得だけに考えられがちですが，社会疫学という分野では，所得を含んだお金の部分と，職業の格差，教育の格差を考えます．米国では，あとは人種で，そして住んでいる場所です．日本ではまだここは大きく取り上げられてはいません．上記の3つは，本人の健康アウトカムに対して大きな影響力を持っている．生物医学で考えると，血圧と血糖がいくらかとか通常の血液検査で得られるようなデータで，この人はこれくらいのリスクだというディスカッションが中心になるのですが，それ以外の Socioeconomic Status の因

---

[*] Social Epidemiology, Oxford UP, 2014
[**] 高尾総司，他訳　社会疫学，大修館書店，2017

子が健康アウトカムに大きな影響を与えているというのです.

荘子：どのように健康に寄与するのでしょうか？

徳田：例えば，たばこという強い危険因子があります．がん，循環器疾患，COPD の危険因子でもある．これは Socioeconomic Status とのリンクがあるのです．高所得の人と比べると低所得の人が喫煙率は高い*．高教育と低教育の人を比べると低教育の人の喫煙率は高い**．職業もそうです．たとえば peer pressure，周囲がたばこを吸っていると若いときに吸ってしまいます．こういうことをわれわれはあまり尋ねません．しかし，本人にとっては非常に強い因子です．仲間が吸っているなか，医師に言われて自分だけやめるかというと，それは難しい.

荘子：非常に重要な例ですね．因果関係はどうなのでしょうか.

徳田：社会疫学ではいつもそれが議論になります．因果律でいうとどちらも原因にもなるし結果にもなると言われています.

宮田：米国のすぐれている点は，データ化して「見える化」していることです．日本もコミュニティ，集団，職業に基づいてデータ化していく．厚生労働省というのは厚生省と労働省が合体していますが，産業医学系は旧労働省系がやっています．一方で旧厚生省系は健康局があり，健康局と労働省系の部署の連携は改善傾向ですが，まだまだです．北九州に産業医科大学があって，僕も産業医の資格を取ってきましたが，僕のような政策的な経験をしてきたものから見ると，こんなに課題がたくさんあるのかと驚きます．現場からすると，データ化しようにも予算がないからできないとよく言われますが，つけようとすればつくのです．予算はたとえ最初は少なくてもつくように努力する．緊急的な政策事項には特別研究というような枠があって，うまくアプローチすれば最初は小さくともだんだん大きな予算になっていくこともあります.

---

* 「低所得の人が喫煙率は高い」：Lisa F Berkman, Ichirō Kawachi, M Maria Glymour. Social epidemiology. Oxford University Press, 2014

**「低教育の人が喫煙率は高い」：Lisa F Berkman, IchirōKawachi, M Maria Glymour. Social epidemiology. Oxford University Press, 2014

荘子：はじめは小さなプロジェクトでもいいから，何かしら一石を投じ，ものを動かしていくことが大事ということですね．

宮田：はい．Community health とか social determinant of health とか新しい産業医学とかについてアクションを起こすべきです．産業医大の元祖はイタリアのベルナルディーノ・ラマツィーニ*にさかのぼりますが，彼は当時のヨーロッパの職業を分析し，かかりやすい病気など調べたのです．現代はいろいろな新しい職業が生まれているし，新しい働き方も出てきています．皆が一日中スマートフォンを見て生活していますので，その結果新しい病気も生まれてくる．このような新しい課題に対して対応していくことが必要です．医学生時代からこのようなことを意識し直していかないといけない．政策は5年，10年，15年と時間がかかるのです．医師は，われわれ世代は40歳から50歳で病院の部長になる．55歳で副院長になって60歳で院長になる．その頃になってやっと全体が見えてくる．その頃になって，いやこれ直さなくちゃ，といっても遅い（笑）．そういうことを早い段階から意識してやっていかなくてはならないのです．そうでないと，結局自分たちの働く環境，社会，住民，そして患者さんをよくしていくことは難しい．皆さん若い人は，内視鏡上手になりたいとか，カテーテル上手になりたいと思います．それは大事なことですが，それだけではなく，若い時期から全体のことを考える視点を養ってほしいと思います．

もやもやへの手がかり

・健康の社会的決定要因として，社会経済的状況は非常に重要．
・20年後，30年後の医療を考えるうえで，医学生のうちから自分たちの働く環境，社会，市民全体を見ることができる視点を養おう．

---

*　ベルナルディーノ・ラマツィーニ（著），東 敏昭（監訳）「働く人の病」
https://honto.jp/netstore/pd-book_27065247.html
（1633年にイタリアに生まれ，1714年に81歳の生涯を閉じるまで，近代医学，とりわけ産業医学の学問的先駆者として，また市民や働く人々のための実践的医療の推進者として活躍した医師）

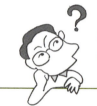

もやもや⑱
EBM があるなら，Evidence-based policy making もある？

登場人物：宮田 俊男 先生・徳田 安春 先生

> この前中山先生に教えてもらった EBM だけど，それと同じように，Evidence-based な政策立案というのも大事なのではないだろうか．もしそうだとしたら，今どのくらい日本では進んでいるのだろうか．

荘子：Evidence-based な政策を生むためにはどうすればいいかについてご意見をお願いします．

徳田：社会疫学について理解を深め，その視点で日本を分析することは，これから非常に重要になってきます．そのための研究と対策が望まれます．そこで重要なのは，ビッグデータだと思います．いままでＥＢＭというと RCT (Randomized Controlled Trial：ランダム化比較試験) など実験的な状況で行われたものをエビデンスとして，Ａという治療とＢという治療とどちらが良いか決着をつける，といったことをやっています．ところが社会疫学の領域では，あまりもたくさんで広範な因子の中で分析をしなければならない．しかも生データですよね．今後，日本においても疫学研究者が増えて，リサーチと政策提言を担い，具体的にわれわれは課題として何に取り組むべきなのかを提示していただくことを期待したいですね．

宮田：ビッグデータを使っていこうという気運は高まってきています．今市町村が担っている国民健康保険は，2018 年にはガバナンスが都道府県に統合されます．国民健康保険は自治体が運営していますので，自治体にデータは集まってきます．埼玉県は健診データとレセプトデータをつないで，メタボ健診で糖尿病と診断されているけれど医療機関にちゃんとかかっていない人を同定しています．そして保健所の保健師さんが医療機関に受診勧奨する．それを医師会と連携しながらやっています．だんだんとデータを活用してやっていこうという気運は出てきています．ただ地域によって温度差が相当あることも事実です．国がリーダーシップをとっていく必要はまだまだあります．

荘子：それにあたっての課題は何なのでしょう？

宮田：現場サイドもどういうデータを取るのかについて，本来は学会がサポートしていくべきだと思います．ただ，学会は診療ガイドラインを策定していますが，残念ながら欧米と比べるとレベルの差がひどいと言わざるを得ません．それは製薬企業や営利企業との透明性が明らかにされていないからです．某学会の診療ガイドラインでは，ほとんどの薬剤が推奨されています．データに基づいて推奨する，しないをはっきりとしていかないと，費用対効果の悪い薬をたくさん使うという結果になります．医療の質は良くならないし，医療費はむだになってしまいます．

荘子：その通りですね．

宮田：そうしたなか，徳田先生もメンバーでおられた，当時の塩崎厚生労働大臣による2035年に向けての提言をまとめた「保健医療2035」でも，量の拡大を見直し質の転換を図りましょうという提言をしています．ビッグデータを使ってアウトカム評価を行い，診療報酬の支払いを変え，今の国民皆保険制度そのものをリニューアルしていかないといけないと思います．こういう気運の中で，産・官・学・民，そしてメディアも参加して医療全体をよくしていく視点で取り組むことが大事です．個々のパーツをよくすることの限界が見えてきています．全体的なアプローチへ抜本的に変える時期に来ています．

荘子：アウトカムベースの評価ということですが，関係者が増えますと何をアウトカムにするかについてのコンセンサスをどのように作っていくかが，大きな課題になると思います．

宮田：調整の場を作るときに，巻き込む利益者集団が限定的だと，それに都合の良いアウトカム指標を持ってきてしまう．例えば，大学病院や医学部は文部科学省の所管なので，文科省の立場として都合の良い指標と言えば，論文の数やインパクトファクターになります．別に論文をたくさん書いたから患者さんの医療が良くなるわけではありません．論文の数やインパクトファクターを稼ぐにはテクニックがあり，テクニックが成熟してくるとそれはできます．経済産業省の立場からすると，特許の数をたくさん取ろうとなる．新規性をさがせばいいので，特許を取ること自体はそんなに難しくありません．そうすると無駄な特許がたくさん増えてきます．特許を取ったからいい医療になるわけではありません．

荘子：つまり，患者さんにとって「いい医療」とは何か，が大切になってきそうですね．徳田先生もかかわった「保健医療2035」では，3大目標の一つとして「医療の価値を高める」という文言が入っています（1「リーン・ヘルスケア12 －保健医療の価値を高める－」，2「ライフ・デザイン －主体的選択を社会で支える－」，3「グローバル・ヘルス・リーダー －日本が世界の保健医療を牽引する－」）．ここでいう，患者さんの価値とは何か，それをどのように測定するかについて教えてください．

徳田：医療の価値は，分数で，患者さんにとってのアウトカムが分子で，分母にはコストと有害事象，有害イベントが入っています．同じアウトカムであればコストが小さい，より有害リスクが少ないほうがいいですし，同じコストであればよりアウトカムの良いものが価値は高い．こういった形の枠組みで，これからの医療を，診療報酬体系も含めて考え直すことが良いのではないか．入院に関しては今ＤＰＣ*がありますが，外来に関してはかなり出来高払いが定着しています．問診と診察は軽視されがちで，画像検査・血液検査に進み，説明もあまりないままいつの間にか薬は20種類出される．これで医療が持続可能ならいいですが，不可能だろうと気づき始めたという現状です．

宮田：もう一つ大事なことは，セルフケアの推進ですね．例えば，ある女医さんが皮膚のアレルギーになったときのことです．診療所に行くのは面倒なので，薬局で花粉症の薬を買って済ませたそうです．すると，ご主人は文系の人で，「それ，花粉症の薬だろう」と驚くと，女医さんは「これ抗ヒスタミンで機序も一緒だから大丈夫」と返事したというのです．「こんな些細なことでも一般の人にとっては有益だよね」というセルフメディケーションの事例です．もちろん安易な適応外使用も，副作用があるから配慮しなければなりませんが，国民の多くがもっと薬とか自分の健康をどう守るか，基本的なことを知っておくべきです．最近，日本でも薬学部は6年制になりましたので，薬剤師の存在感を高めつつ，国民がセルフケアすることを医師と薬剤師が協力してサポートしていければいいですね．

---

* DPC：Diagnosis Procedure Combination の略：「診断病名」と「医療サービス」との組み合わせの分類をもとに1日当たりの包括診療部分の医療費が決められる計算方式

荘子：徳田先生，患者さんが自分の健康に対して関心を持つには，どうすればいいのでしょう？

徳田：「保健医療2035」でも，患者の自律性(autonomy)の尊重が重要な項目として挙げられています．そのためには教育が大事です．そこで重要なのは，特にどのような予防医療が望まれているか，を考えることです．これまで，健診をやって病気を早期発見・早期治療することは大切だと言われてきましたが，そもそも病気にならないほうがいい，ということも同時に大切です．たとえば肺がんでも，リスクを減らす方法はわかっています．たばこを公共の場所では吸わないことを提言するとか，たばこ税を財務省と交渉してうまく設定するとか，こういう問題は国民の声が大きくないと厚労省だけで解決することは難しい．

宮田：例えば，血圧の高い患者さんに，家族の血圧も聞くとだいたいみんな高いんですね．家庭での食べ物の塩分が多いとわかります．塩分少ない食べ物ってまずいじゃないかと言われることもありますが，最近はレシピの会社も増えてきて，国立循環器病センターなども企業と連携して「かるしおレシピ」*などに取り組み，減塩でも美味しいものが作れるレシピが提案されています．最近はスパイスも進化していて，多彩な味付けができます．そういった情報を奥さんなどにも共有して家の食事が変われば，家族皆が血圧を下げる方向に進んでいきます．つまり，家族をよくすると本人もよくなるのです．こうしたアプローチを若いころから意識しておくといいと思います．

荘子：患者さんのアウトカムはいくつかあるということでしょうか．医療者からみたアウトカム，たとえば血糖コントロール，血圧を下げるなどもアウトカムですが，同時に患者さんにとって，食事をおいしいと感じるかどうか，おいしくてさらに自分の健康につながるという自覚が持てるか，そういったことが今後重要になってくるというように思いました．患者さんが，楽しい，気持ちがよい，といった感情にもつながるような解決策がでてくればいいと思いました．

＊ 「かるしおレシピ」：http://www. ncvc. go. jp/karushio/

徳田：運動に関しても，外来で単に運動しなさいと言われても長続きしません．行動変容は簡単ではありません．最近注目されているのは，都市デザインです．都市のデザインによって，健康的なライフスタイルをデザインするという取り組みです．一次予防，二次予防を地域皆で考えることが必要です．病院や診療所に行ったときだけではなく，ふだんから意識して皆で考える．情報をシェアしてイノベーションを生み出していくことが必要です．

宮田：Choosing Wisely もヘルスデザインの一つかもしれません．デザインはいろいろな分野で注目されていて，医療や健康の分野もそのような視点からアプローチしていけばいいんじゃないでしょうか．

荘子：これは僕の実感なのですが，予防医療が医療以外の領域で語られるとき，ほとんどが一次予防な気がします．こうすれば病気にならない，病気が防げるというのがほとんどで，それを突き詰めていくことは，本当に社会にとっていいことなのだろうかと思うことがあるのです．病気にならないことも大事ですが，一方で病気になっても生きていける，病気と共に歩める社会も大事ではないでしょうか．つまり二次予防，三次予防も同時に大事で，これら全てが同じような次元で議論されたらいいなと思うのですが．

徳田：それは正しいですよ．今は予防医療の基礎の話をしましたが，今回のトークで最初から話題になっているのは，地域の中で重症化予防とか糖尿病が放置されているなどでした．これはいわゆる三次予防ですね．末期の腎不全や失明するまで糖尿病放置して，ER に運ばれてきて，ICU に入れられる．膨大な医療費がかかり本人もつらい思いをする．一方で，全く病気でない健康な人が検診をして，いろんな異常が見つかって，必要でない検査を受けている．限られた資源をいかに予防医療の中で分配をしていくかも大事な視点です．

宮田：これからはゲノム検査とかが出てくることで，いろんな病気が早く見つかるでしょうね．しばらく置いておいていいものもたくさんあります．最終的に超高齢社会がやってくると，疾患を抱えたまま亡くなるのが普通なので，それをどのように受け入れていくかも求められると思います．僕は，もっと国民一人ひとりが医療を育てるという視点があっていいのではと思います．医療に完璧を求めすぎているところがある．僕がニューヨークの病院にいたときに思ったのが，患者さんが若い医師や医学生に対して，協力的なんですよ．一緒になって育てていこうという気持ちが強い．産業とかベンチャー企業に対して

も，皆で応援していこうという態度です．電子カルテなどもベンチャー企業が担当して，はっきり言って不具合も多いし不便ですけど，辛抱強く使って育てていきます．産業自体を活性化していくには必要です．あまりにも完璧さを求めると，コストも上がってくるし，医療従事者のストレスも強まります．その辺のバランスをどうとっていくかも考えないといけません．デザインの問題と思います．

荘子：もっとチャレンジできる土壌があってもいいと？

宮田：そうです．医学生，研修医がもっと声を上げていいと思います．日本のお作法的な雰囲気がイノベーションを一方で阻害要因となっている．これだけグローバルな時代で，日本はどちらかというとローカルになりすぎている．むしろグローバルのほうに舵を切っていく必要がありますね．英国はグローバルにしすぎちゃって，今ローカライズしようとしていますが，日本はもうちょっとオープンにならなくてはいけませんね．

荘子：今回，随所に医学生に対するメッセージがありました．最後に宮田先生一言アドバイスをお願いします．

宮田：新しいことにチャレンジして，これは難しいからとあきらめずに，いろいろな仲間を巻き込んで，やってほしいなと期待します．

もやもやへの手がかり
- 医療の質について，ビッグデータを使ってアウトカム評価を行い，診療報酬の支払いを改善し，今の国民皆保険制度そのものもリニューアルしていかなければならない．
- 患者さんにとっての「良い医療」とは何か，その定義が問われている．
- 一人ひとりに個人指導をして行動変容を目指すだけでなく，医療にデザインを取り入れて，自治体，国民，メディアを巻き込むことが大事である．

第三部　これからの "もやもや"

もやもや⑲　新専門医制度がよく分かりません….

もやもや⑳　ICT で医療の何が変わる？

もやもや㉑　医師はビジネスの世界で何ができる？

もやもや㉒　患者さんの医療のかかり方は，今と昔で変化している？

もやもや㉓　「医学」と「医療」の違いって？

もやもや㉔　ビッグデータって何？

もやもや㉕　ポリファーマシーって何？

もやもや㉖　これからポリファーマシーにどう取り組んでいけばよい
　　　　　　のだろう？

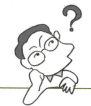

もやもや⑲
新専門医制度がよく分かりません….

登場人物：徳田 安春 先生

　新専門医制度について色んなことが言われているのは知っているけれど，結局何が問題なんだろう．自分が専門医をとるときはどうしたらいいのだろうか，いやそもそも専門医ってとらなきゃいけないものなのだろうか．

荘子：新専門医制度が始まると，大学病院で研修をしたほうが良くなるのではないかという声を聞くのですが，どうなのでしょうか？

徳田：たしかに新専門医制度で，基幹型になるのは大規模病院になっています．科によっても違いますが，総合診療以外の科を持つのは多くの場合メジャーな病院です．そうすると当然，ほとんどの大学病院が入ってきますから，そこに所属したほうが安心じゃないかという気持ちは理解できます．ただ例えば，内科に関していうと，内科の3年間のカリキュラムを見てみると，ほとんどがcommon diseaseを中心とした総合内科的な能力です．その能力は，大学病院よりも中小病院のほうがより効果的に身に付けることができます．大病院で，三次救急，高度医療中心というのは，高度専門的なsubspecialtyの研修には適していますが，総合内科の研修という観点からは，地域の一次，二次の救急を担っている，200床前後の中小病院がいいのですよ．そこが，今回の新専門医制度案では「300床以上の病院で研修すること」となっています．

荘子：なるほど，それは問題ですね．今回の新専門医制度で，新しく総合診療専門医ができると思うのですが，私の周りでも，総合診療コースに行くのか，内科コースに行くのかたいへん悩んでいる方が少なくありません．どちらがいいのでしょうか？

徳田：私の立場から言いますと，自由度の高いほうがいいと思います．もう一つ重要なのは，救急診療は特殊です．常に救急患者を診るということを継続的に行っていなければ，すぐにその能力は落ちます．

荘子：そうなんですか.

徳田：半年でも救急外来を担当しなくなると, その時点で救急での診療能力は劣化します. 3 年間やらなかったら, もうほとんど振り出しに戻りますよ. ですから, 内科の総合内科で, 救急を回らないようなプログラムでは問題だと思います. 総合診療専門医プログラムだと救急診療は必須になっています. 3 年間の 3 か月だけをブロック的に回るのではなく, 毎週どこかで救急診療をするのがいいでしょう. そうでないと, 自分が外来でフォローしている患者さんが急変して, 救急室に受診することになったときに対応する能力は身につきません.

荘子：ありがとうございます. 少し具体的な話から入りましたが, 総論として, 徳田先生は来るべき新専門医制度についてどうお考えでしょうか.

徳田：今回の新専門医制度は, 専門医のトレーニングを professional autonomy の観点から整理しようとするコンセプト自体は良かったと思います. ただいろいろなステークホルダー (利害関係者) の調整に難航しています. そんななかで私が大事だと思うのは professionalism の原則に立ち返ることです. Professional autonomy が強調されていますが, それは professionalism のうちの一原則でしかありません. professionalism には実は 4 つの原理, 原則があり, そのバランスが大切なのです.

荘子：その 4 つの原則とは何でしょう.

徳田：1 つ目が do no harm （無害性）です. ソクラテスのことばとしてもよく引用されます. 2 つ目が do good で, 患者さんのため, 国民のために良いことをやるということで, 善行の原則とも呼ばれます. 1 つ目と似ているのですが, たとえば癌の治療方法として化学療法を行うときのことを考えてみましょう. その化学療法にひどい吐き気や嘔吐が伴う場合, do no harm だけ考えると, 患者さんに害があるのでやるのを控えたいという考え方もあるかもしれません. ただ, それによって癌が治療され, 吐き気や嘔吐などの害も一時的でコントロール可能なのであれば, むしろ good のほうが良いわけです. それではとんどの人は, 治療を選択するのです.

荘子：EBM でいう, 益と害のバランスということでしょうか？

徳田：そうですね．3つ目が患者さんの自律性の原則です．professional autonomy ということで今言われていることは，医師や医師の団体の自律性についてですが，患者さんの自律性もあります．患者さんはどう考えているのか．国民の意見はどうなんだという原則です．4つ目が justice principle，正義の原則です．これは数年前にハーバード大学の白熱教室で有名となったマイケル・サンデル先生も，医療に関連するようなジレンマとなるケースを出してディスカッションしていましたね．正義というのは難しく，いろいろな角度から分析しないといけません．簡単に結論は出ないのです．

荘子：do no harm，do good，autonomy，justice，この4つがそろって初めて professionalism の原則だというわけですね．

徳田：はい．しかし今の新専門医制度の変更は，professional autonomy ということばだけが踊って，医療倫理の原理，原則を利害関係者の人々がよく考えて，それに基づいて行動しているようには見えません．

荘子：実際に4つの原則を当てはめてみると，どうなるのでしょう．

徳田：professional autonomy として今回考えられたのは，この専門医制度を導入することによって，一人一人の医師のスキルがアップするだろうということです．そしてそれは患者さんにとって良いだろうと．これは do good ですね．それだけの原則で取り上げれば，それはいいかもしれない．ところが，それを行うために，地域の中小病院の医師が大病院に集まってしまう可能性があるのです．Do no harm の原則に照らすと，その変更は厳しいのです．そして患者さんの意見が入っていません．英国などでは患者さんの団体の代表が入って，専門医のシステムや医療政策の議論に参加しています．最後の正義の原則ですが，例えば地域格差の問題があり，大病院に医師が集まって地域の中小病院から医師がいなくなる，その影響が正義に反する，と言えます．

荘子：なるほど……問題が整理されて分かりやすいですね．これは僕の個人的な質問なのですが，professionalism autonomy というのが新専門医制度の基本であり，つまりプロとして各学会が自律的に，自浄作用でやっていくことが前提になっているのであれば，どうして第三者機構が学会のプログラムを選定するのか，その理由がわかりません．

徳田：学会が専門医を認定していたという日本の歴史的な背景があります．ところがこの professional autonomy という枠組みで，新たな機構が立ち上がったのには次のような理由があります．今まで学会は専門医を教育する立場，専門医になる人たちの後ろにいる人たち，保護者でした．受験生が，心臓血管外科医になりたいとしたら，学会はその受験生の親だったのです．

荘子：なるほど．

徳田：親としては，受験生を通したいとなりますよね．小さな学会はとくにそうです．皆知合いで，年に何回か集まって，理事を選びます．その受験生は理事の弟子です．受験のときには，推薦状を書いたり，暗黙の了解としてコネクションが働きます．米国のモデルは全く違います．米国の内科医の学会で米国内科学会（ACP）というのがあるのですが，American College of Physician ということで，College ですから勉強会グループなのです．そして認定するのは，American Board of Internal Medicine（ABIM）です．これは ACP とは全く別の組織です．

荘子：第三者なのですね．

徳田：ACP で勉強した人たちを，本当に勉強しているかどうかを認定しましょうというのが ABIM です．このような米国の仕組みを直輸入したのです．

荘子：ABIM の Board メンバーは，ACP とは無関係なのですか？

徳田：実際は知り合いが多くて，ACP で有名な人は，ABIM でも知られています．ただ形式上は分かれています．ところが日本では，はっきりとは分かれなかったのです．最初は日本専門医機構の英名として Board という名前を付けたのですが，実際はほとんどの診療科から利害関係者が入ってきて，自分たちの学会の主張を導入したのです．つまり，学会が自分たちの都合のいいことをシステムにして，施設基準を作って，結果的には若い医師が大病院の所属にされていく．そのような意図があったかどうかは不明ですが，結果的にはそういう危惧があったから，新専門医制度は最終的な段階で大きな反対が出てきたのです．私から言わせると，ただ米国の Board という名前を持ってきただけで，実際は College が占めているのです．

荘子：Board が機能していない.

徳田：しかも問題は，ethical principle，倫理原則がない．マイケル・サンデル的なディスカッションをしないといけないのです.

荘子：それでは徳田先生は，専門医制度はどういうものであればいいとお考えでしょうか？

徳田：ずばり，アウトカム・ベーストであるべきだと思います．英国ダンディ大学教授で医学教育界のカリスマであるハーデン教授が提唱した outcome-based education で，今の医学教育の世界の流れになっています．ところが，新専門医制度に関しては，施設基準をどうするとか，指導医の数をどうするかとか，そういう議論がメインになってしまっています．そうではなく，十分な質の高い専門的スキルを持った医師を養成することが大事なのですから，それを最重要目的とすれば，施設基準にこだわる必要はありません.

荘子：授業の出席率，あるいはペーパーテストのスコアだと，みんな同じように比較することができますが，あるトレーニングを受けた医師たちのアウトカムをどう設定してどう評価するか，難しいところですよね……

徳田：私が水戸にいた頃は，ペーパーテストだけでは評価できないことから，評価対象者に実際の患者さんの診療をさせ，それを観察し評価しました．Mini-CEX（mini-clinical evaluation exercise：学生が実際の患者さんから病歴聴取や身体診察を行う場面で，指導医が学生の行動をチェックリストに基づいて評価する），CBD（case-based discussion）もあります．これらは英国では導入され，必須の評価法となっています．例えば，神経内科の専門医，あるいは神経内科のスタッフとして採用してほしいというような受験生が来た場合，患者さんの神経症状をどれほど診断できて，その患者さんに合わせた治療方針を組み立てられるかを我々とディスカッションしてもらいながら評価します.

荘子：その場合，その施設の指導医が評価するのですか？

徳田：評価者は複数いないといけませんね．複数の評価者の前で，病歴，身体所見をとって，診断して治療の選択肢を出す．もちろんどのような検査を出すかも選択してもらいます．さらにカンファレンスで一緒にディスカッションし

たら，その医師がどれくらいできるかわかります．

荘子：なるほど，そういうものなのですね．

徳田：そして何かレポートも書いてもらって，そのまとめ具合も評価します．英国では，Mini-CEX と CBD の２つをハイブリッドして行っています．そういう時代なのですよ，今は．大学教育でも，映像教材を使って知識インプットを事前に済ませ，集合研修の効率と効果の向上を図る「フリップド・ラーニング (反転授業)」が世界的に流行しています．大学は，授業を受けるところではありません．授業はオンラインで済ませて，ディスカッションするところです．

荘子：その場合，どのようにしたら評価者による評価のばらつきを抑えることができるのでしょうか．A 病院では高い評価をもらったが，B 病院ではそうでなかったとか．

徳田：そこが重要です．評価を受けてクリアしたことのない人たちが，評価者にまわってはいけません．評価する側も評価される必要があります．評価者が評価しているのを，peer reviewer がついていて，その評価自体を評価する．大学では，授業を受けて，その授業に対する学生のフィードバックは毎回やっていますか？

荘子：いや，ほぼないに等しいです．

徳田：私が米国の大学院にいた頃には，すべての授業に評価がついていました．これ必須なんですよ．それをやらないと授業の質が保てない．自分の都合のいい授業だけをやって，それで終わっていたら，いったいその授業は何だったかということになります．そういう場合は授業料を返してほしい，となるわけです．教員は皆さんのお金で給料をもらっているわけですから．教員を評価しないこと自体がおかしいのです．

荘子：評価ということに関しても，質の担保が必要だということですね．

徳田：ささきほど教育理論のことを話しましたが，assessment drives learning という考えがあって，アセスメントがないと勉強しないという考えです．よほ

ど好きなことであれば，趣味のように勉強しますが，人間は積極的に勉強ばかりやる人たちばかりではなく，遊びもしたいし流されるわけです．アセスメントしないで，ただ2年間の初期研修期間を与えても，終了時に皆が同じレベルかというと，そうではありません．積極的な初期研修医はかなり勉強していますが，そうでない人たちは全くやっていません．後者だけを見て，先生方の中には，初期研修という制度はムダで，全然勉強していない，ただのお客さんみたいだと言っています．それはもともと評価していないからです．

荘子：今回は，新専門医制度の話から，医学部教育，研修医教育のすべての教育に通じるようなお話しです．

徳田：そうなんです．結局医療哲学に回帰するのです．誰のためにテストするかです．誰のための初期研修なのか．初期研修医一人ひとりではないですよ．患者さんのためですよ．だったら患者さんのために評価すべきです．専門医制度も同じです．医師のためにやっているのですか？ 患者さんのため，国民のためでしょう？

荘子：そうですね．

徳田：それを評価しないで，施設基準だけで考えていいわけがありません．

> **もやもやへの手がかり**
> ・新専門医制度は，Professionalism の4原則（do no harm, do good, autonomy, justice）をもとに検討すべきである．
> ・専門医の養成を，outcome-based で考えるべきである．
> ・評価の質の担保のため，評価者側の評価も必要である．

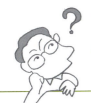

もやもや⑳
ICTで医療の何が変わる？

登場人物：沖山 翔 先生・徳田 安春 先生

> ICTの発展が言われて久しい．医療の世界でも例外ではなく，多くの局面でその言葉を聞くようになった．でも，実際，それは医療の何を変えるのだろうか？　医療はどこに向かっていくのだろうか？

荘子：今回は，株式会社メドレー（※2016年当時）の沖山翔先生をお招きしました．最初に沖山先生の自己紹介をお願いします．

沖山：私は大学卒業後，東京の日赤医療センターで，内科コースとして初期研修を受けました．初期研修の後は，同じ日赤の救急科に進み，3年間勤めました．この3年間は，真ん中の1年間を他の病院で研修して戻ってきなさいというプログラムでしたので，その1年間で沖縄県石垣島の八重山病院に行っていました．ドクターヘリのフライトドクターをしながら，その途中で，人口5万人くらいの石垣島からさらに離島の波照間島，ここは人口で500人くらいいますが，そこで離島医療をして，また日赤に戻った後に救急の専門医を取りました．研修医のころから，医療の現場が変わることによって，患者さんの医療に対する納得感や主体性が変わっていくのではないかと思う部分がありました．5年目が終わったところで，医療ベンチャーのメドレーという会社に入りました．

徳田：メドレーで提供されているサービスについて，詳しく教えてください．

沖山：メドレーで今すでに提供しているサービスについて簡単にお話しします．「オンライン医療事典メドレー」は，病気を中心とした正しい医療情報を医師が共同で編集する医療版ウィキペディアのようなサイトです．500人のドクターが登録していて，1,500の病気について患者さんがわかりやすいように検査や治療法を書いたり，医療情報を提供したりしています．オンライン版の，家庭の医学のようなものです．またメドレーの中では「症状チェッカー」という名前のツールを提供しています．これは，ユーザーが自分の症状を入力すると，その症状の詳細や他の症状の有無について自動で追加質問が表示され，

それに答えていくことで可能性のある病気が絞り込まれるというものです。

荘子：どのような経験をもとにメドレーをつくろうと考えたのでしょうか？

沖山：外来診療をしていると，自分で調べてから受診される患者さんは少なくありません．正しい情報を見てきてくれていたら，診療が効率化したりより深い話ができたりしてよいのですが，必ずしも正しくないことや「一般論としては正しいのですが，今回それはあなたには当てはまりません」というような情報を読んできた人には，むしろ逆効果になってしまいかねません．医学情報が正しいか間違っているかを患者さんが判断することは難しいと思いますので，「ここを見れば専門家が正しいことを書いている」という場があるべきといった発想が，メドレーでオンライン医療辞典を立ち上げる背景にありました．

荘子：メドレーでの取り組みで目指すことって何でしょうか？

沖山：知り合いに医師がいれば質問してすぐに答えが返ってくるような，医師からしたら当たり前のことだけど，患者さんは自分では判断がつかない部分を適切な形で提供して，医療の非効率を少しでも減らせたらという思いがあります．病名から病気を検索する仕組みだけでは，自分の知らない病気の情報にたどり着くことができません．たとえば，めまいなら耳鼻科に行くべきだとか，頭痛なら神経内科だという情報は医師とっては基本的な知識ですが，患者さんからすると知らない方が大半でしょう．たとえば，患者さんは症状に不安を感じて web 検索をすると思うのですが，その時に，その症状ではこういう点に注意してください，この症状があったら救急外来を受診してほしい，そのときはこの診療科に行ってほしい，という情報が適切に提示されたらいいですよね．

徳田：日本の医療は，フリーアクセスで，些細なことで病院に行くという現状です．身近にある ICT（Information and Communication Technology）のシステムで，ある程度自分たちでセルフケアできるための知識を与えることができるのは良いことです．そうすることで，医療サービスの役割もよい方向に持っていき，より時間をかけるべきケアに時間とマンパワーをかけることも可能になると思います．患者さんのためにももちろんなりますが，医療者のためにもなります．

沖山：今厚生労働省や病院が集めているデータを使えば，自動化できる部分はたくさんあります．例えば，事前に web で問診を入力しておいて，病院に行くとすでに医師がその問診票を見ているとか．また，お金の問題も工夫できるかもしれません．患者さんからすると，受診するとき自分の症状で受診するといくらかかるか全く想像がつかないのではないでしょうか．1,000 円なのか 2,000 円なのかがわからないのではなくて，1,000 円なのか 20,000 円なのかがわからない．医療はメニューや金額が決まっていて，これをやったら何点でいくらと決まっているわけなので，標準的に 30 歳代男性で，severe でない頭痛の主訴で受診した場合の「典型的な金額」はいくらです，みたいのがわかると，それだけで心の準備が変わってきます．自分の病状を入力しておくと世の中でどんな治験が行われていて，自分はその臨床試験に応募できるかどうか判断してくれるとか．薬をたくさん入力しておくと，相互作用とか飲み合わせのアラートを知らせてくれるとか，できることはたくさんあります．その中で今の技術で実現可能で，患者さんに価値を提供できそうなものをみなで探していくような時代なのだと思っています．

荘子：ICT というと AI（人工知能：Artificial Intelligence）が医師の仕事を奪ってしまうんではないかという恒例の議論が起こるのですが，僕は ICT でできることは ICT でやればいいし，ICT でできないことは人間がやればいいと思っております．沖山先生，ICT でできることってどんなことなんですか？

沖山：ICT の進歩のペースは，想像を絶するものがあり，スマホも含めて 10 年前と現在では全く異なります．ICT を通じて提供できる医療情報という意味では，いくつかの層があると思っています．一番下の層では，インターネットやメールで提供できるような，文章としての情報があります．病院の外で医療情報にアクセスできる人は，これまでは知り合いに医師がいる人などに限られていましたが，いまでは誰でもそれらにアクセスできるようになりました．次に，より上の層には，医師の頭の中に存在している「パターン」があると思っています．こういう症状があればこういう病気かもしれないとか，この病気にはこの薬を第一選択として使うとかなど，医師の頭の中はある程度，フローチャートで示せるようなパターン化がなされています．ICT が得意なところは，そういう比較的簡単なロジックで動いているところをアルゴリズムやツールのようなもので最適化することです．

荘子：逆にできないことって何でしょう？

沖山：ICT のみで提供しにくいことはたくさんありますが，患者さんに納得感を提供することもその一つです．レストランに行って料理が出てくるときに，ガシャンと置かれるのと，そっと出されて料理の説明がなされるのとでは，満足感が違います．レストランに行く目的は，別に 100％の完成度の食べ物を食べに行くわけではなくて，そのレストランに行って帰ってくるという経験自体も人は求めて行くわけです．医療も，難病とか命にかかわる疾患は相対的にそういう側面は低いかもしれませんが，common disease であれば，病院に行って医師に診てもらうという行為自体の大切さも無視できません．人工知能が発達して薬が自販機みたいに出てくるようになったとしても，病気は治るかもしれませんが医療に対する納得感は得られず，もしかしたらもっといい治療法があったかもしれない，と逆に医療不信になってしまう人もいるかもしれませんよね．ICT で代替できるところはして，そういう本当に医師にしかできないヒューマンな部分に時間を割けるようにするというのが，一番自然な ICT の使われ方かなと思います．

荘子：人間が人間をケアするという事実だけは，ICT にはできないと．

徳田：ロボットでも患者さんのからだに触れることはできるかもしれませんが，医療者の手でおなかを触診したり胸部を打診したりすることで，healing touch と言われる効果が生まれることが知られています．もともと physical という言葉には手という意味があり，手で検査をするというのが physical examination の本来の意味です．昔は Physical と Physics を混同して「理学所見」と訳されたこともありましたが，正しくは「身体所見」です．故日野原重明先生もこの誤りを指摘されていました．

荘子：だから診療や治療などのケアを「手当て」ということがあるのですね．

徳田：ですから私は，診察前に最初に握手するようにしています．握手するのはコミュニケーションの意味もありますが，もう一つは手のぬくもりと握力，手を握ったときの情報，そういったことを握手した瞬間に評価しています．これが physical examination です．

沖山：そういう手の接触を通じて，患者さんとの心のコミュニケーションが深まることは確かにありますね．

もやもやへの手がかり

・「医師にとっては当たり前のことだけど，患者さんは自分では判断がつかないこと」を提供することで，患者さんのセルフケアが支援できる可能性がある．
・ICTによって最適化可能なところはして，ICTにはできない人間的な部分を医師が担うことで医療全体が効率化する．
・手で触れることによって患者を癒す力がある．

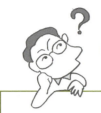

もやもや㉑
医師はビジネスの世界で何ができる？

登場人物：沖山 翔 先生・徳田 安春 先生

> 多様化するキャリアのなかでも，忘れてはいけないのがビジネス．周りの学生でも，企業にインターンに行ったり，起業を考えたりしている学生が増えている．沖山先生はまさに今の時代の働き方と言えるなあ．

徳田：荘子君も以前からICTのツールを開発していると聞いていました．医学生のロールモデルが沖山先生ですね．

荘子：医療の専門家とICTの専門家が単に存在するだけではだめで，医療の中でもICTにある程度詳しい，そしてICTの中でも医療がわかるというような橋渡しができる人材が大事で，そういう人たちが育っていく，あるいはつながっていくコミュニティづくりも今後必要になってくると思います．

沖山：そうですね．今までなら医師のキャリアパスは，臨床と研究の2つの大きな軸がありました．これからの時代では，荘子君が言うように，医療に用いるICTを，専門スキルとして持つことも一つのキャリアパスになると思います．医療の王道が臨床であることには変わりなく，それはこれまでもこれからも不変です．ただ振り子が振れるのと一緒で，今はまだ一方に偏りすぎていてICTの領域をやろうとしている人が少ないのですが，だんだんそのような道がメジャーなキャリアパスになっていくのではないでしょうか．そしてあるときからそういう人が増えすぎてしまい，振り子が振れ戻ってくる．そうような形でバランスが取れてくるのかなと思います．

徳田：キャリアパスにはピットフォールがある，と私は思います．自分自身がどういう風な役職とか，どういうところで活躍するとかを考えがちなのですが，むしろ大事なのは，何がやりたいかです．先日おもしろい講演を聞きました．沖縄の研修病院を出た外科医ですが,ずっと米国で臨床留学をしたくて,USMLEを突破することを目標にしていました．医師10年目で合格し，米国で研修して自分自身を高めたいという目標を持っていましたが，最近になってある国際医療支援グループの先生方と一緒に東南アジアのある国に行って医

療支援をしたそうです．もともと外科レジデントを一生懸命やっていましたので，そのスキルを使ってどんどん手術をしているうちに，自分が本当にやりたいのは，外科分野における国際医療支援なのだということに気付いたのだそうです．だからそういうキャリアに行くことに決め，自分はそれで満足しているという講演でした．聴衆の医学生，研修医に非常に感動を与えていました．なぜ感動を与えたかというと，自分が USMLE を目指して米国で専門医を取るという方法論のキャリアパスではなくて，医療が不足しているところに行って自分のスキルを使って少しでも貢献したい，やりたいことありきのキャリアパスを見出したからです．

荘子：何をするかの先に，それらを通じていかに自己実現するかを考える必要があると思いました．沖山先生におうかがいしたいのは，最近ビジネスに関心がある医学生が増えてきています．臨床＋αという表現に僕は違和感を覚えることがあります．臨床をやっていたら生み出せたはずの価値を，同じ時間を別のことに割いて本当に価値を生み出せるのか．それにどれだけ自覚的でいられるかも大事であると思います．臨床で提供できる社会の価値より大きな価値を臨床でないところで提供するということには，それなりの覚悟が必要になるように思います．

沖山：私も同じような意見です．2つの論点があるのではないでしょうか．1つは，医療に比べてビジネス（事業）のほうは社会に貢献できるかどうかのリスク，別の言い方をすると標準偏差・分散が横に広がっているということです．臨床であれば，自分が診療しているだけで相当高い確率で，目の前の患者さんに価値を提供できます．そのような訓練を6年間受けてきているので，ある意味では当然です．しかしビジネスでは，うまく行けば大きな社会的・医療的価値を提供できるし，失敗すると誰にも価値を提供できません．確実性が低い，という言い方もできます．両者は，平均値をとればどちらが良い悪いというような，優劣はないとも思います．

荘子：おっしゃる通りだと思います．

沖山：もう一つは，その人がどちらをやりたいと感じるかというのが，社会価値という意味でも大切なのではないかという視点です．自分が興味を持てないことをやって価値を出すことは，実は極めて難易度の高いことです．私が好きな言葉で，「努力は夢中に勝てない」というものがあります．本当は事業を通

じて社会貢献したいと思っている人が，医師は病院（だけ）で働くものだから
と自分に言い聞かせ，我慢しながら目の前の臨床を努力してやっているケース
があります．一方，その同じ現場には，臨床が好きで好きでたまらなく，寝食
を忘れて夢中でやっている人もいます．努力と我慢で臨床をしている人が歯を
くいしばって頑張る一方で，夢中になっているもうひとりのドクターは楽しみ
ながら，それでいてアウトプットをよりたくさん出してしまうものです．だか
らこそそれぞれが夢中になれることを見極めて，そのフィールドで世の中に貢
献する，自己実現することにはそれなりの重要性があると言えるのかもしれま
せん．

荘子：自分が夢中になれるところこそが自分が社会に最も価値を提供できると
ころなのかもしれません．

沖山：全体でみるとそういう相関関係があるんじゃないでしょうか．

徳田：さきほど荘子君が，臨床＋αというお話をしましたが，MBA ホルダー
になりたいということよりも，そのビジネスの知識を得て何をやりたいかだ
と思います．そこに価値があります．MBA や PhD を取るのが目的ではない．
医学博士，学位を取るかどうか，学生さんもこれで悩むと思います．「取った
ほうがいいですよ」と大学の先生に言われる．だけど最も大事なのは，取るこ
とではなく，何をやるか．取るときのリサーチのプロセスで，どういうことを
研究したいのかということだと思います．単に医学博士という称号を取って，
就職に有利だとか，患者さんもたくさん集まるのではないかとなると，ピット
フォールにはまってしまいますね．

沖山：おっしゃる通りだと思います．臨床＋αの大前提として，臨床というも
のを持ったうえでプラスアルファという表現だと思いますが，臨床は数年間で
修められるものではなく，おそらく延々と終わりのないものです．だからこそ，
良くも悪くも「きりの良いタイミング」というのは訪れることがありません．
次の道をその人が探しているときに，MBA の知識を用いてやりたいことが見
つかれば，それは＋αのほうに踏み出すべき瞬間かもしれません．「何をやり
たいかはわからないけど，とりあえず MBA を取れば将来何かできるかもしれ
ない」というようなモチベーションで＋αに踏み出すのには，その人にとって
もリスキーだと思いますし，世の中からしても，もともといたら臨床現場で生
み出せたはずの価値がなくなってしまうというリスクもあります．時期の見極

めは，本人にしかわからないのでしょうが，常に付きまとう問題だと思っています．

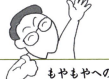

もやもやへの手がかり

・医療とビジネス（事業）では社会に貢献できるかどうかのリスクが違う．臨床であれば相当高い確率で目の前の患者さんに価値を提供できるが，ビジネスでは確実性が低い．
・タイトルや資格を得ることありきのキャリアパスにはピットフォールがある．むしろ大事なのは，何がやりたいかである．

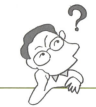

もやもや㉒
患者さんの医療のかかり方は，今と昔で変化している？

登場人物：沖山 翔 先生・徳田 安春 先生

ICT等の技術の発達で医療のあり方が変わったり，医師のキャリアも様々な可能性が広がってきたりしてきたことはよく分かった．では，患者さんの医療への向き合い方は，どのように変化してきたのだろうか？

沖山：あと30年とか50年後の未来の患者さんや医師がどんな考え方をするのかということには興味があります．「人間の医師の方がコンピュータよりも信頼できる」というのは，今この時代にはそういうマインドの患者さんが多いということに過ぎません．しかし人の感性は，これまでもこれからも，時代によって変わっていくものです．5年前までは，自動運転など怖いし信頼できないしそんな車が登場する時代は絶対来ないと言っていた人もいましたが，しかし今では2,3年後には結構研究が進んで10年後にはむしろ当たり前になっているかもしれないと考える人が増えてきた．それと一緒で，もしかしたら医療も，生身の医師が判断していることなんて信じられない，という時代がくるかもしれない．医療が進歩するからAI化されるというのではなく，人間の考え方や感じ方の変化に合わせて医療が変わるということが，もしかしたらあり得るかもしれません．

徳田：昔から医療のかかり方は，変化しています．親父とかの年代でしたら，病院より診療所に行くのが当たり前でした．ところが今の世代は病院に行くのが当たり前です．未来は，まずロボットに聞く．ロボットが病院に行ったほうがいい，あるいは診療所に行ったほうがいいといった場合に行く．そういう時代がくるかもしれません．

荘子：医療の中でも変わる部分と変わらない部分があると信じたいですね．まったく違うパラダイムの中にいる人がどう考えるかなんて想像することもできないかもしれませんが……

沖山：自分より上の世代の人，例えば80歳，90歳くらいの人を診察すると，何も言う前から「先生の言うとおりにします」という患者さんが中にはいらっ

しゃいます．それで大丈夫なのかなと思いますし，私自身が患者として病院に行くときには持ちにくい感情ですが，「お医者さんの先生が下した判断だから従おう」と心から思っている患者さんがいるのは事実です．世代よってパラダイムは変化します．

徳田：私も，昔は医師の言うことをとにかく聞くという患者さんが多かったですが，最近では，この薬は何か，どういう病気なのかと自ら積極的に知ろうとしている人が多いと実感しています．この点は，臨床倫理という主題で取り扱われています．昔はパターナリズムが基本にあり医師が言うことがすべてでしたが，欧米でも日本でも 1960 年代から患者さんの自己決定への意識が高まり patient autonomy が言われるようになってきて，今では SDM が主流になってきています．今の医学生の皆さんは臨床実習でそういう場面を見ないと思いますが，昔はがんを告知しなかったのです．検査で胃がんとわかると，家族に告知され，家族と医師が話し合って本当のことを本人に伝えるかを決めていました．黒澤明監督の「生きる」という映画も，主人公が癌にかかるのですが，検査結果は癌でなく単なる胃潰瘍だと言われていました．

沖山：昔の患者は，なぜ知ろうとしなかったのでしょうか．

徳田：Health belief *—Health Locus of Control とも呼ばれています—という概念があって以前私はこの研究をしていました．それぞれの人は病気になったときにどういうふうな心理的な対応をし，どんな行動をするか，あるいは行動変容を起こすかを記述した行動科学的アプローチです．Health Locus of Control についてのスタンスには，自分自身のコントロールと自然のコントロールという両極があります．100％自然コントロールの立場の人は病院にも行きません．病気になるのは自然が与えた運命で，その運命に従う．場合によっては霊媒師のもとに行くのです．沖縄にはユタというシャーマニズムがあります．ユタ半分，医師半分ともいわれていました．50％はユタの言うことを聞いて，50％は医師の言うことを聞く，ということです．ユタの言うことを聞くというのは，背景には運命もあるということです．この 10 年，20 年で沖縄もだいぶ変わりました．

---

* Health belief : https://www.jstage.jst.go.jp/article/jans 1981/24/1/24_45/_pdf

沖山：医療や病気が昔よりコントロールできるようになってきましたが，病気がコントロールできていることと，患者さん自身が人生や医療をポジティブに捉えられていることとは，必ずしも一致していません．先生は昔の患者さんと今の患者さんと，どちらがより幸福とお考えですか．

徳田：患者さん一人ひとりで違うと思います．幸福度は Health Locus of Control とは別のトピックです．今の人が幸福かというとそうでない場合もあります．実はユタ半分，医師半分のほうに幸福があるという人もいます．現代の若い人では自分でコントロールできると考える人が増えていると思います．

荘子：なるほど．

徳田：英国の EBM 推進者のひとり Muir Gray 先生が書かれた「患者は何でも知っている—EBM 時代の医師と患者」*では，未来の患者像が描写されています．彼は，未来の患者さんは医師より知識を得る可能性があり，自分の病気について恐ろしいほど調べる人が出てくると言っています．また，医療情報に関係する様々なサイトが出てくるであろうと予言しています．実際，Muir Gray 先生の言っていることは，だんだん現実化しています．すでに英国や米国ではそういうサイトはたくさんありますし，日本でも Minds **のようなサイトが徐々に出てきています．風邪などの common disease や自分の専門分野の病気でしたら情報の非対称性は保たれている（＝自分たちのほうがよく知っている）と思いますが，患者がある病気にかかって山ほど調べて，病院や診療所に来た場合，非対称性が破れる可能性があります．われわれはそういう時代に医療を行っているということを自覚すべきです．

荘子：患者さんが医師側の上に行ってしまう．

徳田：限定的なのですが，そうなりつつあるという現象論です．

沖山：たしかに，初診の患者さんで難病だったりするとこちらも事前の予習が

＊ 「患者は何でも知っている—EBM 時代の医師と患者」:EBM ライブラリー，中山書店，2004
＊＊ Minds：公益財団法人日本医療機能評価機構が運営する医療情報サービス事業 http://minds.jcqhc.or.jp/n/）

できませんし，相手のほうが自分よりも知識が豊富だということは十分あり得ます．実際海外から論文を取り寄せて勉強したという患者さんに私も会うことがあります．患者さんから「今まではこの薬が効いてこういうエビデンスがあるけど，こういう理由で私には合いません」と言われて，たしかにその通りだろうとそのとき思いました．この傾向が進むと，医師は病気全般について一通り勉強するしかない一方で，患者さんは自分の病気だけを勉強すれば十分なので，適切な情報源があれば，患者さんが医師よりも自分の病気に詳しいような状況は，特殊なものとは言えなくなってきます．そのとき医療者の仕事は現在の医療者の仕事と変わってくるのでしょうね．

徳田：ＳＤＭは大事なポイントです．映画で「ロレンツォのオイル / 命の詩」というのがありました．家族がある病気にかかって，その病気に関してあらゆる論文を集めて調べつくして，その家族を助けるための治療を見つけたという実話なのです．それはセルフ・コントロールを達成したというストーリーです．

もやもやへの手がかり

- 「人間の医師の方がコンピュータよりも信頼できる」というのも，時代が変われば考えが変わる可能性は十分にある．
- 昔は医師の指示に無条件で従う患者さんが多かったが，最近では，自らの病気について積極的に知ろうとしている人が多い．
- 適切な情報源があれば，患者が医師よりも自分の病気に詳しいという状況になりつつある．

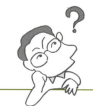

もやもや㉓
「医学」と「医療」の違いって？

登場人物：沖山 翔 先生・徳田 安春 先生

「医学」と「医療」という似たような言葉だけれど，実は全く違うものだという．どのように整理できるのだろうか？

荘子：医学と医療の違いについて，ご教示願いたいです．

沖山：医学はサイエンスで，この病気はこのようにすると治るとか，この病気はこのようなメカニズムで成り立っていると説明するものですよね．医療は，より広い概念で，医学をどういうふうに患者さんに提供するかとか，その説明で患者さんがどういう印象を受けるのかなど，人間的な部分を含んだものが医療なのかなと思っています．

荘子：医学と医療の違いについて，医学は医療の中に包含される概念であるということですが，医学には特権や優位に受け取られがちな面があるような気がしています．ある患者さんにインタビューしたときに，自分が病気についての訴えを言う前に，「（医師から）データ上は問題ありませんね」と言われて，それ以上，痛みや思いを言えなくなったという話をお聞きしました．医学が水戸黄門の印籠みたいに取られがちなのではないかと思います．

沖山：良い指摘ですね．

荘子：僕が思うのは，医療情報は基本的に統計に基づいているものなので，この疾患の患者さん100人うち80人はこうですよとは言えても，「私についてはどうなのですか？」という問いには，答えることできない．診療ガイドラインを含めたあらゆる医療情報に言えることだと思います．診察室の中でできることは一般論の話ではなく，わたしにとってどうなのか，という疑問を解消することなのではないかと思います．

沖山：つまり，医学的に正しくても，医療としてはうまくいかないというケースがままあるということです．一番多い例が，正しい治療をやっていても，患

者さんは「なんで私はこんな治療を受けることになったのか？」ということについて納得できていない場面ですね．そのような状況で病気が悪化すると，結果的に別の選択をしていたら良かったのかもしれないと思ってしまいかねません．どの治療を選んだかや，どんな検査を受けたかは大事なのですが，医療をどのように提供したかも同じくらい大事です．

荘子：患者さんの「納得感」が大事だと感じた，具体的な経験などはありますか？

沖山：ある1個の経験から強く実感したというよりも，日々臨床をしていて常に感じることですね．私は救急医療が専門なので，外来で継続的に診るというよりは，一期一会の患者さんが多いです．冬になるとかぜや胃腸炎の患者さんが次々来て，毎回似たような説明をして似たような処方をするのですが，こういう病気のなかには，特別な治療をしなくても数日すれば治る病気もあります．このような状況も考えると，医療の一番の目的として病気を治すことだけを据えるのは，理に適っていないと思いました．自己完結する病気なら，治るまでの間患者さんが楽に過ごせるとか，QOLが上がるとか，周囲に感染が広がらないとか，そういったことがその医療のprimary outcomeであっても良いはずです．診断や薬の選択といった部分で正しいことをしていても，その2，3時間でその人を失望させるような診療行為とか，納得できない説明の仕方とかをしてしまったら，良い医療を提供しているとは言えません．患者さんもいろいろ質問をしてくれるのですが，本当はもっと時間があって，聞きやすい雰囲気を作ってあげられたら，10倍くらい質問したいことがあるんだろうなと日々思っていました．そういうことがあって，診察室の中でどうコミュニケーションをとるか，診察室の外でもどう医療情報を伝えるかというところに，関心をより強く持つようになりました．

荘子：あるときリウマチの患者さんにインタビューしたのですが，診察室の中にいることは患者さんにとっては非日常な状態で，そこではなくもっと日常の方に目を向けて欲しいとお話しされていました．それを聞いて，診察室の中と外をどうつないでいけるのかということを考えるようになりました．

沖山：荘子君の言う通りですね．医師にとっては，病気の患者さんは日常なのです．でも患者さんにとって病気は非日常ですよね．患者さんの人生の90％を占めているのは，診察室以外での生活なので，診察室の外の部分をどう改善するかという視点がより重要です．そのノウハウを専門医は持っているはずな

ので，それをうまく患者さん側に提供できるようなシステムがあればいいなと思っています．

徳田：患者さんは，病院に医師からいろいろなアドバイスを受けたいと思ってくる場合が少なくありません．ところが医師の方は，忙しい日常診療で患者さんからのいろいろな疑問に答える時間もなく，機械的に薬の処方や検査をして済ませるので，患者さんの満足度がなかなか上がらないのです．

沖山：インフルエンザや胃腸炎など，いわゆる common disease の患者さんは毎日 10 人，20 人と受診します．医師は同じ説明を 1 日に 10 回，20 回と繰り返すわけですが，同じ話であれば，事前にプリントにして配っておくとか，説明しきれなかったことを受診後におみやげプリントで渡して，家で読んでもらうことも十分できると思います．そういった誰にでも伝えるべきことは大前提ですが，それだけでなく，病院ではその人ならではの質問，たとえば「うちは小さな赤ちゃんがいるので移したらどうしましょう」「親の介護もしなくてはならないし，仕事も休めないのですがどうしたらいいでしょう」といった個別の相談ができた方が，その人により大きな価値を提供できるし，納得感も上がるのではないかと，ずっと感じていました．医師と診察室の中にいるときには，そこでしかできないことをやって，それ以外の時間も医療にうまく充てるシステムがあれば，結果的に長い時間医療を受けられていることになる．

徳田：以前，レジデントの初診外来で，患者さんとの医療面接をどのように行っていると患者さんの満足度が上がるかというテーマでビデオを撮って，臨床研究をしました．面白かったのは，電子カルテに向かってずーっと打ち込んで，患者さんと顔を合わさず耳だけ貸してあげているという医療面接では患者満足度は低い一方で，電子カルテで打ち込みながらも，適切な頻度でアイコンタクトを行っている場合は満足度は高かったことですね．そのようなちょっとした工夫で，診察室での時間がたいへん有意義なものになるのではないか．さきほど荘子君が疫学，統計の話をしましたが，まさにそこが重要で，フレーミング効果（情報の与え方や表現方法によって印象が大きく異なること）と言いますね．ある薬を使う，あるいはある検査を行うという判断をするときに，「あるリスクが何％下がります」という相対リスクでいうよりは，「この薬を 100 人飲んだら，何人の人が発作を起こさないで済みますよ」という自然数的な情報のほうがより理解度が高い[*]．わかりやすく，正しく伝えるという訓練も，医学生も研修医になったらぜひやってほしいですね．

荘子：医学的な情報も，伝え方次第で，医療は変わってくるということですね．医学と医療の違い，そしてお互いの関係が少しずつ見えてきました．

徳田：医学があることで，患者さんの病態を把握してより適切な検査と治療を選択できます．ただそれだけではあるべき医療は達成できません．患者さんの人生がどういうふうな過程で，どういう背景があったのか，病気になる前のプロセスは，患者さん固有の人生に関係していることが多いのです．そしてさらに患者さんの家族がどうなっているか，地域社会はどうか．これまで何回か紹介しましたが，優れた医師は，患者さんの病気についてのみではなく，どういう人間がこういう病気になったのか，そしてその方が属している家庭はどうなっているのか，社会はどうなっているのか，そういうところまで目を向けて解決策を皆と一緒に考えていくのです．これが重要です．

沖山：医療は患者さんにとってもわかりやすいものだし，患者さんが考えていることが医療そのものだと思います．一方で医学は，医師なら6年間大学で勉強して修めるものなので，医学の領域で会話をしてしまうと，患者さんを置いてきぼりにしてしまいますよね．

荘子：今思ったのですが，先生がメドレーで発信しようとされていることも医学情報ではなく，医療情報なのですね．

沖山：はい．正しい情報を分かりやすいことばで伝えることの大切さ．難しいことを書くのは簡単で，そういうサイトはこれまでにもありました．この病気のメカニズムはこうで……DNA がどうなっていて，とかミトコンドリアがどうで，というところまで患者さんは知りたいわけではありません．お風呂入ってもいいか，どうなったら出勤していいか，とかその辺のことは，実生活や，病気・治療に対する納得感を得る上でとても大切です．医学と医療で焦点の絞り方も変わってきます．

荘子：それを聞いて思ったのですが，情報の非対称性を埋めるために，関連する疾患の情報をまとめるあるいは伝えるようなコンテンツを作る上で，あまり

---

* 「自然数的な情報のほうがより理解度が高い」: Gerd Gigerenzer. Calculated risks: How to know when numbers deceive you. Simon and Schuster, 2015

にも専門的な，正確なことばで書きすぎて，患者さんが見たときに「ああ，やっぱり自分にはわからないんだ」という意識を逆に植え付けてしまいかねないでしょうか．専門性とわかりやすさとはどこまで折り合いがつくでしょうか．

沖山：僕らの会社でも常に議論し続けているトピックで，荘子君が言うようにわかりやすさと専門性が，傾向としてはトレードオフの関係になりがちです．ですが，必ずしも互いに矛盾するものでもなく，これらは両立させることは可能だと思います．どういうことばを選ぶかという問題と，どこまで書くかという 2 つの軸があります．難しすぎて専門的すぎる内容は，そろっている必要がないと思っています．と同時に，患者さんが知りたがっている情報も集めないといけない．メドレーには今医師が 7 人いますが，社内の人だけが書いているのではなく，500 人の協力医師が皆で書いています．

荘子：メドレーが発信者になるというよりは，プラットフォームを提供して，患者さんと医療者の対話，コミュニケーションの場を作ろうとしているのかなとお聞きしました．

徳田：もう一つ，医療は医学者だけでやっているのではありません．患者さんも重要なメンバーで，看護学，薬学，リハビリテーション学を修めた人がいてはじめて医療ができます．さきほど入浴の話がありましたが，看護学の教科書には書いてあっても，医学の教科書には書いてありません．いろいろなことが実は医学の教科書に書いてありません．Multidisciplinary education，多職種連携教育が重要だと思います．

もやもやへの手がかり

・医学は病気の機序や治療方を説明するサイエンスだが，医療は人間的な部分を含んだ実践を指す．
・医学的に正しくても，医療としてはうまくいかないというケースがある．

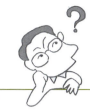

もやもや㉔

ビッグデータって何？

登場人物：中山 健夫 先生・徳田 安春 先生

沖山先生にたっぷり ICT の話を聞いたけれど，そういえば宮田先生と Evidence-based policy making の話をしているときも徳田先生がビッグデータの話をしていたな．よし，ビッグデータについてご専門である中山先生に聞いてみよう．

荘子：中山先生！ ビッグデータについて教えていただきたいです．

中山：そのためにまず，予防医学についてもう一度考えてみましょう．どこまでが予防で，どこまでが介入対象なのか，という点です．荘子くんはどう思いますか？

荘子：予防医学を突き詰めると，今までは病気ではなかったものが，未病などとして病気の一部として捉えられてしまい，介入対象が多くなる構造もあるような気がします．

中山：予防という考えを広めていったら，どこまでも遡っていってしまうのではないかということですね？ 良い指摘です．それは予防に限らず治療も同じです．治療もどこまで治療するか，どんどん手前に倒すことができます．これは medicalization（医療化）という概念で，1960 年代，70 年代から特に社会学者から指摘されています．本当にそれでいいのか，やりすぎではないかという問いかけは，治療を主としてやっている人たちも，予防を主としてやっている人たちも同じくらい持つ必要があるでしょう．皮肉なことを言ったら，病気にならない一番良い予防方法は何かと言ったら，生まれてこないことです．そうではなく，皆が共感できることで，病気にならないことは大事だなとか，健康や幸福は何なのかを心地よく考えられるくらいのバランスを持ちながら，予防の範囲を考えることが大事だと思います．予防を強調するあまり，気持ちの不安が募るような状態は，本末転倒ではないでしょうか．

荘子：medicalization というと，イヴァン・イリイチ*ですね．Disease mongering**も同じでしょうか．

徳田：G. Rose 先生が言われた，Predisease の人たちから治療していくという High-risk approach がどんどん広がって，病気の人たちを増やしている．個人の治療を行う面では High-risk approach も大事ですが，それだけではなく population approach も必要だと思います．病院以外の地域，社会の皆での取り組みが予防医療とうまく結びつけばいいと思います．

中山：おっしゃる通りで，病気を患う個々人に対する臨床医療と，病気になる前の人も含めて全体を対象とした予防医療・社会医学は，当然ですが対立する概念ではなく，両方が必要なのですね．先進国として日本は，個人を大事にしたアプローチと全体を大事にするアプローチが相矛盾しない一種の調和点を探していくことが大切と思います．

荘子：全体のアプローチと個人のアプローチがつながるというのはどういうことでしょうか？

中山：その話が，今からするビッグデータの話につながるかもしれません．個人が適切な医療が受けられるようにするためには，今までの多くの人たちのデータの蓄積が不可欠です．医師がそれまでの経験だけを用いて，目の前の患者さんに対応することの危うさは，Evidence-based medicine(EBM) を通して，広く知られるようになりました．ご存知のように EBM は，経験に加えて，利用可能な最善の臨床研究による根拠も活用して，思慮深い判断を行おう，という提案でした．EBM は，まず臨床研究によるエビデンス構築の大切さを強調したわけですが，これから活用していくものは，臨床研究の論文だけではあり

---

* Ivan Illich：1926 年 9 月 4 日 - 2002 年 12 月 2 日：オーストリア，ウィーン生まれの哲学者，社会評論家，文明批評家である．現代産業社会批判で知られる．Medical Nemesis (1975)：『脱病院化社会——医療の限界』，晶文社，1979 年．

**「Disease mongering (病気喧伝)」：製薬会社や精神科医，また他の専門家あるいは消費者団体などが，市場を拡大するために，販売したり治療法を伝える目的で，病気の診断に用いる境界を拡大したり，そのような啓発を市民に宣伝すること

ません．ビッグデータ時代の到来と共に，皆がデータを持ち寄って，新たな次元の情報や価値を創り出していくことが可能になってきています．一人のデータだけでは一人のデータ以上の価値を生むことはできませんが，多くの人たちが持ち寄れば，その集合が新しい情報を生み出して，持ち寄った人に新たな価値をもたらすことが可能になります．

荘子：なるほど．

中山：たとえば，ある人が「健康のためにこのサプリメントを毎日，飲んでいて，体の調子がいい」と思っているとします．その人は，きっと明日もそのサプリを飲むでしょう．でも次の日，実はそのサプリを飲んでいた人が全国で 10 人も不整脈を起こして亡くなったというニュースが出たとします．それを見たら，飲むでしょうか？

荘子：控えると思います．

中山：そうですよね．自分にとってはいいサプリでも，自分と同じようサプリを飲んでいた人が 10 人も不整脈 で亡くなっていたことがわかったら，多くの人は心配で飲まなくなるでしょう．自分の明日は，自分だけのデータでは分からず，自分と似た人たちのこれまでのデータを集めて，初めてうっすらと見えてくるのです．この例は，実話をもとにしています．20 年ほど前に問題になった抗アレルギー薬トリルダンです．副作用の少ない薬として発売され人気を博しましたが，心室性の不整脈トルサド・ド・ポアン (Torsades de pointes) が発生した事例の報告が相次ぎ，1997 年には厚生労働省が緊急安全性情報を出して注意を喚起しました．この薬はその後，市場から撤退しています．

荘子：そうなんですね．

中山：私はこの事例から，個人情報保護法が個人情報の過保護につながって，多くの人の情報が共有されにくくなり，集団として見なければ分からない情報を生み出す上で大きな障害になることを懸念しています．そうした情報を共有するために，あらゆる場合で内容一つ一つについて個別の説明をして同意を得ることが不可欠となったら，そのような時間は現場の医療者にも患者さんにもありませんから，誰もそのようなインフォームドコンセントはしないし，できないでしょう．個人情報保護法には，人間の生命が危機にさらされているなど，

いくつかの例外的な状況では，個別の同意が無くても，個人情報の目的外利用，第3者提供などは許可されているのです（第十六条の3など）．にもかかわらず，どのような時でも本人の同意が無い限り，本人の情報を使ってはいけない，と信じ込んでいる人たちが多いのが実情です．個人情報を守ることは，一見，その個人を守っているように見えますが，それが行き過ぎると，結局，その個人を守るための，一つ上の次元の情報を得ることができなくなって，その個人も助けることができなくなるのです．個人情報の保護と活用のバランスを，どこに置いていくか，世界でもいろいろな議論がされていますから，日本でもきちんと議論していかないといけないですね．

荘子：衝撃的なお話ですね．

中山：半分くらい脅かすような話になってしまったかもしれません．情報というのは，出したいという人だけが出していたら，実は偏った情報になってしまうのです．匿名加工するのは前提として，皆が情報を持ち寄って初めて，一人では分からなかったことが重要な情報として皆に還元される，という考えがこれからの医療や社会を考える時のポイントになってほしいと願っています．

荘子：情報やデータは，どこまで客観的なのでしょうか．その情報を出したいという意図が入った瞬間に主観が混ざってしまうように思います．例えば，何かの介入によってネガティブなアウトカムが得られ，不利益を被ったと感じる人は，それを発信したいという気持ちが強くなる一方で，何も起こっていない人が何百万人いたとしても，そういった人には発信するモチベーションは生じません．そうすると，発信された情報だけ見ても客観的な情報を得られているとは言えないと思います．

中山：それは疫学のバイアスの話です．データを発信したい人だけのデータが世の中に出てきてしまうことです．そういうデータは，データ自体がいけないのではなくて，バイアスが制御されていないことが問題です．研究目的で得ようとするデータにはどうしてもバイアスが入ってきてしまうのですが，他にも，研究者の期待，時には仮説自体もバイアスの一つになってしまいます．

荘子：仮説自体がバイアスになるとはどういうことでしょう．

中山：仮説を持って研究すると，仮説を証明したいという気持ちがあり，都合の良いデータだけ集めてしまう，切り取ってしまう，解析してしまう，発表してしまう……というバイアスは研究そのものと紙一重なので難しいのですが，疫学や臨床統計学の方法論を知っていれば，それらのバイアスを減らすための科学的な方法を取ることができます．反対に言えば，これらの知識がなければ，出来事を表面だけ見て，自分の都合の良い話を作り上げてしまうでしょう．医者がそれをやると，本人は自分の考えが正しかったと自信を持ちますし，一般の方は無批判にその話を信じてしまうので，罪深いと言えるかもしれませんね．だから今ビッグデータの時代で関心を持たれているのは，研究目的で集めたデータではないデータの大切さです．代表的な例は医療の現場で言えばレセプトです．こういうデータを，英語では administrative data と言い，日本語では医療管理データとか病院の医事データと呼ばれています．研究ではなく診療活動として現場で生じる生のデータ，real world data と呼ばれることもあります．つまり，従来の研究のデータと違うのは，研究目的で研究者が直接集めたり，患者さんが出したりするプロセスにおける偏りはないという点ですね．ただレセプト自体は，病名の問題，本当はその病名でないのにある検査をしたり薬を出したりするという，いわゆるレセプト病名の問題があるから，決して鵜呑みにはできません．

　研究目的でデータを直接集める研究を1次研究，他の目的で集められたデータを使う研究を2次研究と呼び，それぞれの特長と限界があります．これからの医療に関する研究は，目的に応じて，それぞれの方法の長所・短所を理解して，適切な方法やデータを選んでいくことが必要になっていくでしょう．

徳田：ビッグデータ，real world data が，ICT の発達を背景として，急速に広がったおかげでいろいろなことがわかってきました．とくに私たちが日常診療で困っているのは，超高齢者など，RCT（ランダム化比較試験）がないような状況の背景の人たちですね．それは real world data でないとわかりません．副作用もビッグデータが出てわかってきて，そのおかげでその薬に対する評価を変えることもあります．RCT も大事ですが，ビッグデータとうまく組み合わせて評価するという方向が，これからはメインになると思います．

中山：臨床家にとってもなじみやすいし，ある意味では待ちかねていたデータではないかと思います．それらをうまくつなげていくような仕組みが必要ですね．

荘子：RCT と real world data の違いは何でしょうか？　自由度は明らかに real world data にあると思いますが……

中山：ある意味では以前から行われている議論かもしれませんが，ランダム化比較試験は，ideal setting，理想的な状況下で行われるものです．ideal setting とは，病気の患者さんでもあまり併存症を持っていない患者さん，高齢の人・未成年は除く，インフォームドコンセントを得ているということですね．医療者のほうも当然経験深い専門家で，その領域の技量も意欲も高い人たちが RCT に参加します．　real world の診療のとは状況が大きく違います．まずは RCT で efficacy（効力）を明らかにし，efficacy のある薬や治療を real world で，併存症の多い患者さん，薬を飲んでくれない患者さん，力量が様々な医師，限られた医療資源のなかでどれくらい役に立つか，これを effectiveness の評価と呼びます．これまでは，effectiveness の議論をするためのデータが必ずしも十分存在していませんでした．臨床家が症例を一つずつ登録していく，症例レジストリーによる観察研究はありますが，通常の診療業務プラスアルファの作業になるので，その維持には非常に多くの労力を要します．研究者や臨床家が一つずつデータを収集・蓄積していく形とは別に，今は DPC（診断群分類包括評価）やレセプトのような administrative data がデータベース化されて，いろいろ限界はありますが研究目的でも利用できるようになってきました．

荘子：今後レセプトデータとか DPC データを個々の臨床家も用いることができるように整備されていくということですね．

中山：これらの real world data を活用した観察研究によって，ある治療が実際にどのように役立っているか，その effectiveness の評価もできますし，良いとされている治療が，実際の臨床現場で，どれだけ必要な患者さんに行われているか，というエビデンス・診療ギャップの評価も可能になります．後者は，もちろん RCT では答えられない，重要な臨床の，そしてパブリックヘルス的な問題の一つです．さらにビッグデータ関係者が異口同音に言っているのは，10 年後くらいの臨床の場面をイメージしたとき，電子カルテが 20 年前に比べて身近なように，個々の臨床家の隣にデータベースがあって，かなり珍しい，こんな患者さんは初めて診た，というような場合に参照できるようになるのではないか，ということです．男性 55 歳，身長，体重，血圧がいくついくつ……と 10 くらいのデータを入力すれば，個々のかなり特殊な事例まで絞る

ことができるでしょう．そうした事例に対して，過去にどんな医療行われ，どういった結果になったかは，real world のデータベースに基づく，EBM で重視された一般論とは別の，目の前の患者さんと似ている患者さんの臨床経過という，臨床家にとって新たな大変重要なエビデンスになっていくでしょう．

荘子：そのような real world data のビッグデータが活用できるようになっていく中で，エビデンスの意味も変わっていくのですね．

中山：RCT で得られるデータは，real world data ではなく experimental data，つまり実験的な状況を設定して得られた特殊なデータです．ただ，かつてはデータを集めるには意図的に集めるほかなかったので，EBM の残念な歴史として，RCT で得られるエビデンスが常に最上という誤解が生まれたことがあります．その背景には，観察研究で得られた結果が，その後 RCT で否定された事例が相次いだこと，その理由として観察研究は RCT に比べて制御できないバイアスが多いことがありました．しかし，コホート研究を代表とする観察研究の意義を，慎重に検討し直すことで再評価する動きが2000年前後から高まりました．治療の有効性を調べるときにも適切な観察研究であれば RCT と同じような成果が得られるという内容の論文が2000年に New England Journal of Medicine に２つ同時に掲載されました．いくつかのテーマについて RCT の meta-analysis と同じテーマについてのコホート研究の meta-analysis を比べたら，それほど違いはなかったという論文です．私自身も外科の先生と協力して，消化器外科の 18 テーマで，RCT とコホート研究のメタアナリシスを行いました．その結果，両者の乖離は思ったほど大きくはありませんでした．

徳田：たばことか生活習慣病とかライフスタイル系は RCT ができません．うまく real world data が使えればいいですね．元々の原型がコホート研究で，コホート研究が全員に適用されたものというイメージでいいでしょうか．

中山：ほぼその通りなのですが，real world data と言われるデータの限界をもう一つ加えておきたいと思います．通常のレセプトでは，病名の問題，検査値や疾病の重症度が使えないなどの限界があり，DPC データは急性期病院の入院中に限られる，請求に関係のない診療の内訳（コーディング・データ）の入力が不十分などの問題があります．それらの限界を知った上で，適切なテー

マを設定して，慎重にデータを扱えば，real world の観察研究*ならではの，日常診療により近い感覚のエビデンスを創出していくことが可能になるでしょう．さらに言えば，本当に知りたいことがある場合には，利用可能なデータベースの範囲内だけで物事を考えるのではなく，深掘りできるデータ収集を自分で行う1次研究という選択肢も考えることが大事です．「データありき」の時代になりつつありますが，「利用可能なデータ」を適切に活用する視点と，「必要なデータを集めに行く」視点の両方が，これからの医療，パブリックヘルスの研究者には必要と考えています．

荘子：今回は予防から始まり，ビッグデータや real world data にも話が及びました．ビッグデータを活用するということは，究極の個別化医療を目指すということなのかと思いました．RCT がエビデンスを生む要であった時代から，ビッグデータの中から個々の症例に適用可能なエビデンスが抽出される時代になろうとしているのかもしれません．PatientsLikeMe（ボストンの隣街ケンブリッジ で立ち上がった，患者体験共有型のオンライン ソーシャルネットワーキングサービス（SNS）PatientsLikeMe（http://www.patientslikeme.com/））のようなサービスも出てきていますね．そういったエビデンスの位置付けも役割もかわってくるのかもしれないと思いました．

中山：その通りです．

荘子：ビッグデータについての総論は理解できました．ここからはビッグデータを使った研究の具体例を見ていきたいと思います．つい最近，JAMA Internal Medicine に日本人研究者の津川友介先生が書かれた「女性医師が男性医師よりも患者アウトカムを向上させるのではないか」という内容の論文が発表されました**．

---

* Benson K, Hartz AJ. A comparison of observational studies and randomized, controlled trials. N Engl J Med. 2000;342:1878-1886.
Concato J, Shah N, Horwitz RI. Randomized, controlled trials, observational studies, and the hierarchy of research designs. N Engl J Med. 2000;342:1887-1892.
Shikata S, Nakayama T, Noguchi Y, Taji Y, Yamagishi H. Comparison of effects in randomized controlled trials with observational studies in digestive surgery.Ann Surg. 2006;244(5):668-76.

徳田：津川先生は私が聖路加国際病院にいたときの初期研修医で，彼が初期研修医のときに医学教育研究を一緒にやりました．Professionalism の評価・測定*** に取り組みましたね．それまでの研修医とは違って，研究への意欲やパフォーマンスが突出していました．

中山：興味深い研究ですね．男性医師はどうしたらいいのでしょうか？（笑）マスメディアはどう報道しているのか気になるところですね．京都大学の社会健康医学系専攻では，臨床研究者養成コース（MCR コース）という医師対象の集中コースがあります．卒後 5 〜 15 年目の医師が 20 人ほど集まって各々にリサーチ・クエスチョンを練り上げるのですが，最近は大規模なデータベースを用いた研究テーマ，特にレセプトや DPC のデータベース研究が多いですね．
　治療 A と B のどちらが患者さんのアウトカムを改善するか，といったクエスチョンが基本になります．得られる結果は，良くないアウトカムの発生が治療 B では A の 1.2 倍くらいある，だから治療 A の方が有効という話になりますが，大規模なデータで解析すれば，限られた効果でも統計的には有意になりやすいのです．ビッグデータで見いだされる統計的には有意だけれども，臨床的には限られた効果をどう解釈するか．30 年くらい前に治療の有効性を評価する研究として観察研究と RCT を比較する議論が熱心にされました．ランダム化比較試験が適切，厳密に行われて，片方の治療が 1.2 倍，良くないアウトカムを増やす．逆に言うともう一方が 20% くらい良くないアウトカムを減らす，いう結果が得られれば，バイアスのリスクが少ないので，かなり信じていい話です．一方，観察研究にはコントロールされていないバイアスとなる要因がたくさんあります．専門的には未測定交絡と言いますが，表面的にある治療のほう

** Yusuke Tsugawa, MD, MPH, PhD; Anupam B. Jena, MD, PhD; Jose F. Figueroa, MD, MPH; et al. Comparison of hospital mortality and readmission rates for medicare patients treated by male vs female physicians. JAMA Intern Med. 2017;177(2):206-213.

***「Professionalism の 評 価・測 定」：Yusuke Tsugawa, Yasuharu Tokuda, Sadayoshi Ohbu, Tomoya Okubo, Richard Cruess, Sylvia Cruess, Sachiko Ohde, Sadamu Okada, Noriaki Hayashida, Tsuguya Fukui. Professionalism Mini - Evaluation Exercise for medical residents in Japan: a pilot study. Medical Education 43 (10), 968-978, 2009

が良い結果と関連しているように見えても，そしてそれが一般的な P 値 <0.05
で統計的に有意であっても，その解釈は RCT 以上に慎重にすべき，という考
えがあります．観察研究は，それが宿命とも言えるでしょう．

荘子：なるほど．

中山：1990 年代の Science に非常に興味深い Editorial*が出て，ショッキング
でした．
　これはジャーナリストが書いたのですが，小さな関連を見出す観察研究
を，すべて否定的に捉えるような論文でした．観察研究から出てくる weak
association，リスク比が２もないような知見がいろいろな疫学のジャーナルか
ら次から次へと発表されるが，それは当てになるのかというのです．RCT と
比べたときのデータの背景にある調整できていないような要因が存在している
のだから，そもそもリスク比が１ちょっとの関連では，調整している要因によっ
て，他の研究では違う結果が出るだろう，観察研究に意義があるとしたら４〜
５くらいのリスク比でようやく，そうかもしれないと言える程度だ，というよ
うな趣旨の論文でした．リスク比のような指標の大小の感覚は，治療の有効性
と疾病のリスク因子を考える場合で，少し頭の切り替えが必要ですが，これは
やはり科学者ではなく，ジャーナリストのかなり極端な意見だなと感じました．
私たちはそれに対して反発もしましたが，同時に耳を傾けないといけない点も
あると感じました．大きなデータを扱えば扱うほど統計的に有意なものはたく
さん出てくる．そのたくさん出てきたものを大騒ぎして有意というのはビッグ
データの乱用になりかねません．たくさん出てくる小さなリスク比の統計的に
有意な知見には常に慎重に対応し，その解釈や社会への伝達に気を付けなくて
はいけないでしょう．データベース研究流行りの今だからこそ，20 年前の慎
重な，言い過ぎてはいけないという地点に立ち戻ろうと思っています．

荘子：インパクトのあるお話ですね．

中山：先ほどの女性医師と男性医師の論文についても，いろいろな病気に対し
てまとめてみたら女性医師の治療結果が良かったというわけですが，病気ごと
に見てみたら，特にこの病気ではこうだ，糖尿病だったら女性医師がいいが，

---

* Taubes G. Epidemiology faces its limits. Science. 1995 Jul
14;269(5221):164-9.

がんだったら男性医師のほうがいいとか，いろいろなサブグループ解析や交互作用の解析ができるでしょう．これらが初めから，計画されていたものであれば，仮説検証としてビッグデータを利用できますが，いわゆる後付け解析（post hoc 解析）では，有意差のでる興味深い結果を探し回るビッグデータの乱用の落とし穴になりかねません．

荘子：比べる対象が大きいときは気を付けたほうがいいということでしょうか？

中山：この研究は興味深い視点を示しています．「主治医の性別が患者さんの治療結果に影響を与えるかもしれない」というリサーチ・クエスチョンが立てられ，今後，このクエスチョンに応える研究が発展していく第1歩として大きな価値を持つでしょう．ただ1編の論文で，「女性医師の方が男性医師のよりも治療成績が良い」こととの因果関係を確信できるだけの，body of evidence，エビデンスの総体が確立するわけではありません．あくまで第一報として意義ある a piece of evidence が提示されたわけですから，さらにこれからの研究から piece を集めて，body of evidence を構築して，因果関係を慎重に考えていくことが必要でしょう．

徳田：FDA(米国食品医薬品局)の承認プロセスでは，RCT は最低でも2つないと採択されないということです．観察研究でしたらいろいろな population でどうなのかとか，あるいはサブグループでどうなのかを検討しなければなりません．私は日本ではどうなのか見たいですね．中山先生がやってくださるのではないでしょうか．

中山：どのような医師が診た患者さんの予後が良いか，患者さんと主治医が連結できるデータベースがあれば日本でも可能ですね．通常のレセプトやDPC のデータベースでは難しそうですが，外科系を中心としている National Clinical Database（NCD）は，専門医の認定にも使われていて，主治医と患者さんの情報が両方利用できますから，近い将来に分析が可能になりそうですね．

徳田：日本でも女性医師は増えていますし，医学部の学生さんも女子が増えています．患者さんから見て，担当医は女性と男性とどちらかというディスカッションにもつながります．これからリサーチが今後広がると思います．

中山：医者の方だけでなく，患者さんの性別にもよるかもしれません．異性が診たほうがいいのかもしれないし，同性が診たほうがいいのかもしれません．これからの広がりがいろいろ期待できそうですね．

> **もやもやへの手がかり**
> - 「医療化」には際限がないため，健康・幸福とは何なのかという問いをもとに「予防」の範囲を考えなければならない．
> - 今ビッグデータの時代で関心を持たれているのは，研究ではなく診療活動として現場で生じる生のデータ（real world data）である．
> - 「利用可能なデータ」を適切に活用する視点（＝ビッグデータ）と，「必要なデータを集めに行く」視点（RCT）の両方が必要である．
> - 有意差の出る結果を探し回る，ビッグデータの乱用の落とし穴も指摘されている．
> - ビッグデータをどう扱っていくか，そこからどのような知見を得ていくかということは，今後の医学生や若手医師にも必要になってくる．

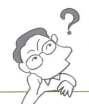

もやもや㉕
ポリファーマシーって何？

登場人物：北 和也 先生・徳田 安春 先生

　中山先生の話では，何度も併存症の多い患者さんについての話が出てきたけれど，そういう患者さんに対して，薬が多くなりすぎる「ポリファーマシー」という問題があるというのを聞いたことがある．高齢化がどんどん進んでいる今，重要な問題になっていくのだろうか．

荘子：本日のゲストは北和也先生（やわらぎクリニック・総合診療医）です．ポリファーマシーについて積極的に取り組まれているとのことです．まずはポリファーマシーについて，その定義からご説明いただきたいです．

北：「ポリ」とは「多い」という意味で，「ファーマシー」は，「お薬」とか「薬局」とかいろいろな意味がありますが，患者さん側からいうと内服している薬が多い，医師・薬剤師側からいうと処方している薬剤が多い状態を指します．定まった定義はありませんが，一般的に5剤以上を内服している状態を指しますが，それが多いと言えるかどうかは人によります．特に，高齢者のように多くの病気を持っておられる方で，お薬の恩恵がデメリットを上回る場合は5剤以上飲んでいても問題ないかもしれません．一概に剤数だけで，ポリファーマシーかどうかはいえないのです．

荘子：北先生は，どうしてポリファーマシーの問題に関わるようになったのでしょうか？

北：印象に残っている症例があります．80歳代で高血圧症と慢性C型肝炎の既往があり，ADL自立の男性でした．何度も誤嚥性肺炎を繰り返されていましたが，家族からすると，高齢になったので徐々に弱っているのかなと思っていたようです．前立腺炎に対して抗生剤も投与されていました．しだいに歩くのもおぼつかなくなり，私のクリニックに受診されたのですが，その時には薬がなんと15種類くらいに積み上がっていました．最初は気づかなかったのですが，きちんと診察すると，振戦があって，歩行も小刻み歩行，目がうつろで状態が悪い……どうやらパーキンソニズムがあるようでした．確認す

るとスルピリドというお薬が入っていて，薬剤性パーキンソニズムという診断になりました．薬による嚥下障害で誤嚥性肺炎を繰り返していたのですね．前立腺炎も，スルピリドの抗コリン作用による排尿障害が原因でした．3か月くらいで，これら一連の影響が起きたのです．

実は，この男性は大阪に住む私の祖父です．ポリファーマシーの症例で何が印象的だったかなと考えたら，まず祖父のことを思い出しました．

荘子：それはすごく……印象に残りますね．

北：実は，とある勉強会で臨床推論のレクチャーの準備を担当していた時期にこのことが起こってしまったので，元々は別の症例を用意していたのですが，全部入れ替えて祖父の症例でポリファーマシーのケースカンファレンスをしました．そうすると，学生，医師，そして取材に来られていた方など，多くの方々から大きな反響がありました．これまで不要に多い処方による副作用で苦しむ方を目の当たりにしてきて，どうすれば良いのだろうと思っていましたが，祖父の一件があり本格的にこの問題に取り組みたいと考えるようになりました．

荘子：ポリファーマシーを患者さんのご家族という立場からもご経験されたのですね．

北：祖父とは一緒に住んでいたわけではありませんでしたが，祖父と共に生活している叔父や叔母から祖父の様子を時々聞いていましたし，たまに会っていましたが……全く気付きませんでした．

徳田：北先生が，ご家族の体験を皆に共有してくださったことは素晴らしいですね．簡単なことではありません，勇気が要ることです．医師としてのプロフェッショナリズムに基づく態度だと思います．別の側面から見ると，家族とか知り合いとか医療者同士が病気になると，診察にバイアスがかかると言われています*．いろいろな研究があって，家族が病気になると，きちんと見るか放置するかの両極端になるのです．また，医師が病気になって同僚の医師が診ると，ちゃんと診察されないというような研究があります**．

荘子：そうですか．

徳田：私がお勧めしたいのは，「ドクター」という映画です（ガンの宣告を受けたエリート外科医の，医師として人間としてのアイデンティティの揺らぎを描く．1991 年アメリカ）．ある医師ががんになったときの体験を描いている映画で，ドクターがドクターを診る，あるいはファミリーを診るというのは，かなり慎重に対応しないといけません．欧米では，原則としてファミリーは診てはいけないという考え方があります．

荘子：えっ，家族を診てはいけないんですか！？

徳田：日本では，そこまで厳格に考えられていません．他に医師がいない状況だと，診るのは自分しかいないのでそんな悠長なことは言っていられません．そのバイアスが起きる可能性があるということを念頭に置きながら診るのです．

北：他の人に相談できない状態で，そういうバイアスが起こって診断が遅れて，生命にもかかわった事例は自分の周りでもありました．私たち家族の場合は，自分たちですべて診察するという発想にはならなかったですね．すぐに祖父の家の近所の信頼できる先生に診てもらおうという感じで対応することになりました．

---

* 医療者同士が病気になると，診察にバイアスがかかる：Crawford R. The sick doctor: who cares for the carers? N Z Med J. 1988 Apr 13;101(843):166-7.Tyssen R. The physician-patient relationship when the patient is a physician. Tidsskr Nor Laegeforen. 2001 Dec 10;121(30):3533-5.

**医師が病気になって，同僚の医師が診ると，ちゃんと診察されないというような研究がある：Tyssen R. The physician-patient relationship when the patient is a physician. Tidsskr Nor Laegeforen. 2001 Dec 10;121(30):3533-5.

徳田：パーキンソニズムもそうですが，内分泌疾患など慢性で非常にゆっくり進行する場合は，逆に家族だとわかりません．徐々に変わっていくから，毎日見ていると気づかない．むしろ本人に1年ぶりに会った人が気づくんですね．「財布生検」*と呼ばれています．

北：先日，ヘモグロビンが3g/dL台になっていたけど，家族が医療者であったのに関わらず変化に気づかなかったというケースがありました．他人が見たら間違いなく気がつくものでした．

徳田：人間の認知の限界ともいえるのではないでしょうか．

北：自覚しておくしかないと．

荘子：非常に興味深い話でした．話を元に戻しますと，ポリファーマシーの問題点とは何なのでしょうか？

北：大きく分けると2つで，健康の問題と医療費の問題です．健康に関しては，5剤以上服用することで転倒や死亡リスクが増える**という研究が存在します．
　医療費に関しては，日本の人口は世界の2%弱を占めますが，薬剤費は世界のどのくらいを占めると思いますか？

荘子：10%くらいでしょうか？

北：そうなんです．2%の人口で，コストは10%です．日本は，先進国で医療にアクセスしやすいので処方のコストが大きくなるとも考えられますが，もしかしたら過剰に処方されている可能性もあります．どんな原因で過剰になってしまうと思いますか？

荘子：いくつかの疾患が併存している患者さんの，それぞれの症状や原疾患に

---

* 　財布生検：患者の財布の中にある運転免許証などの「以前の顔写真」と比較することで診断となる非侵襲的な生検

**内服数が多い患者は多くの疾患に罹患しており，単に内服数が多いから死亡リスクなどが増すとは言い切れないことに注意が必要．

アプローチしますので，別の薬が追加されていくのは仕方ないのではとも思います．

北：その通りで，multimorbidity*と言われる多疾患併存状態の患者さんに薬が増えるのはある程度やむをえません．しかしたとえば各々の疾患に対して網羅的に処方を繰り返すと，結果的には，その患者さんにとってはあまりよくないことをもたらす恐れがあるのです．処方医が一人増えると，薬剤副作用が3割増しになるという研究**もあります．

荘子：多疾患併存の患者さんに対する診療ガイドラインはあまりないように思います．基本的には，単疾患に対する診療ガイドラインですよね．いろいろな調整が必要な気がします．

北：当然，かなりたくさんの疾患の組み合わせが存在しますね．

荘子：ポリファーマシーの科学的な根拠について，もっと詳しく知りたいです．先ほど北先生が転倒や死亡のリスクが高まるとおっしゃっていましたが，特にどのような薬剤や症状があったら出やすいという研究はあるのでしょうか？

徳田：最初に行われた研究は，ベンゾジアゼピン系の鎮静剤です．日本でもよく使われているお薬ですね．これによる転倒のリスクは，数年前からエビデンスが出ています．また抗精神病薬も問題になっています．精神科領域ではポリファーマシーは以前から見られています．抗精神病薬のいくつかは，組み合わ

---

* Multimorbidity:「多疾患併存（multimorbidity）が中心の医療現場になる．すでに開業医の先生も，キレイに専門科に紹介できる患者がいなくなっているというふうに思っていると思いますよ．いずれにしても，ジェネラルに診るという部門，外来でも病棟でも救急でも，そういったところが卒前卒後を通じて存在しないと，プロフェッショナリズムが育たないですね．」（藤沼康樹・徳田安春著「ジェネラリスト教育原論」，カイ書林，より引用）

** Green JL, Hawley JN, Rask KJ. Is the number of prescribing physicians an independent risk factor for adverse drug events in an elderly outpatient population? Am J Geriatr Pharmacother. 2007 Mar;5(1):31-9.

されて処方されている場合，prescribing cascade*が行われていて，処方対象がどんどん滝のように広がっていくことがポリファーマシーの背景にあるとよく言われています．あと内科領域では，NSAIDs（非ステロイド性抗炎症薬）や抗凝固薬がよく問題になります．抗凝固薬は，drug-drug interaction(薬物・薬物相互作用)で抗凝固に対する影響が強く出てしまったりします．NSAIDsを併用すると，ワルファリンの作用が増強することは有名です．さらにNSAIDsは腎機能障害を起こしますので，ほかの薬の副作用も出やすくなります．薬剤の代謝・排泄において腎臓や肝臓は重要な役割を果たしますが，そこが侵されると薬の血中濃度が上がったり，半減期が伸びたりすることで，薬の副作用が出やすくなります．このようにポリファーマシーによって様々なリスクが高まるのです．

荘子：なるほど．高齢者の生理機能の変化なども関係ありますか？

徳田：良い指摘ですね．入院患者さんの高齢化はかなり進んでいて，70，80歳代はまだ若い方と感じるくらい高齢化が進んでいます．高齢になり腎機能が低下すると，体内の水分が減少して脂肪の割合が増えてしまいます．そういう方々には，薬の副作用が出やすいのに，10～20種類の薬が出ている．具体例を挙げたら多数あります．北先生が編集してくれた雑誌の特集号**をぜひ見てください．

荘子：北先生，今の徳田先生の事例に付け加える重要な事例はありませんか？

北：2015年に恩田光子先生がBMJに発表された論文***の中で，日本の在宅医療で特に副作用が出ているような薬のトップいくつかを調べられています．

---

* prescribing cascade：ある薬を飲んでいる人が，その薬による副作用が出ているのにも関わらず，その副作用に対して対症療法的に薬を出すということ．

** 「総合診療」2016年6月号 特集 "賢い処方" と "ナゾ処方"

*** Mitsuko ONDA, Hirohisa IMAI, Yurina TAKADA, et al. Identification and prevalence of adverse drug events caused by potentially inappropriate medication in homebound elderly patients: a retrospective study using a nation wide survey in Japan. BMJ Open, 5:e007581 doi: 10.1136/bmjopen-2015-007581,2015

この論文によると，ベンゾジアゼピン，スルピリド，ジギタリスや古いタイプ（第1世代）のH1ブロッカーが臨床上問題になることがあります．OTC*，市販薬の中の総合感冒薬の中に含まれていることがあり，副作用の尿閉・転倒を起こした症例に夜間当直・救急外来あるいは普通の一般の外来ではたくさん出会います．前立腺肥大症がベースにあり，総合感冒薬を飲んで，突然尿が出なくなったと言って，運ばれてくる患者さんは結構います．統計的にも，実際の臨床的にもそういう患者さんはたくさん診ることがあります．

荘子：ありがとうございます，とてもよく分かりました！

もやもやへの手がかり

- ポリファーマシーとは，患者さんの内服している薬が多い（医師・薬剤師が処方している薬剤が多い）状態のことである．
- 医師が家族を診療するときにはバイアスが生じうることに，自覚的でなければならない．
- 高齢者は multimorbidity(多疾患併存状態) になりやすく，かつ生理機能の変化により薬の副作用が出やすい．

---

* Over the Counter: ドラッグストアなどで販売されている薬

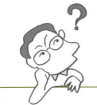

もやもや㉖ これからポリファーマシーにどう取り組んでいけばよいのだろう？

登場人物：北 和也 先生・徳田 安春 先生

> ポリファーマシーの何たるかについてはよく分かった．では，日本の取り組みの現状はどうなのだろう？ これから医師になって直面するはずのこの問題に，自分はどう向き合えばよいのだろう？

荘子：ポリファーマシーに対する今の日本の対策はどのようなものなのでしょうか．

北：2016年度の診療報酬改定で，薬剤総合評価調整加算＊が新設されました．入院前に6種類以上内服薬を飲んでいる患者に対し，入院してから退院までに2種類以上減らせば診療報酬に加算できる，というものです＊＊．これが追い風なのか，ある意味で危険なことなのかはわかりませんが，国が投げかけたこの取り組みについてよくよく考えないといけないと思います．また一方で，週刊誌などのマスメディアも「医師が勧めない薬」とか「医師がゼッタイに飲まない薬」とか派手なタイトルの記事で薬の過剰処方について取り扱っています．実際，臨床現場でも，患者さんがそれを読んで，「こんな薬はダメと聞いたのですがホントですか」と聞いてきたりします．こうした世論に対して私たちも何かしないといけないと思います．

徳田：おっしゃる通りですよ．All or nothing という極端化しようとするのがメディアの販売戦略です．ポリファーマシーについては，ある週刊誌が医療を完全に否定するような論調で特集を組んだところ販売数が増えたというので，それに味をしめて同様の特集を続けています．それを読んだ患者さんが，本当は必要な薬を中断してしまうとか，受けるべき治療，手術や検査を受けないというようなことになれば，大きな悪影響を国民全体に与えます．メディアは深く反省をしなければなりません．日本の週刊誌は，科学的な根拠をないがしろにし，取材も適当で，peer review のない内容で，煽情的に書き立てます．

＊　薬剤総合評価調整加算：http://shirobon.net/30/ika_2_1/b008-2.html
＊＊　外来診療版は http://shirobon.net/30/ika_2_1/b008-2.html

荘子：僕も週刊誌を興味本位で読んでみるのですが，根拠に基づいていないと感じます．匿名の人たちが，立場だけ明かして言っている．もともと主張や結論があって，それに当てはまるような都合の良い意見だけ取り上げられているというような…

徳田：先日おもしろい研究が英国のBMJに載っていました*．実は英国でもそのような医療否定の記事があり，スタチンという高脂血症の薬を否定的に論じていました．スタチンはエビデンスのある薬で，ハイリスクグループには特に有用です．しかし，その記事に流されて，ハイリスクグループも薬を中断するようなことがありました．BMJの論文は，何千人もの方々がその薬を中断したために，予防できたはずの心血管イベントが起きたということを疫学的な手法で論じています．日本でも，今回問題になっているいくつかの記事で，どのくらいの人が必要な薬を中断して，どれくらいのイベントが起きたか，シミュレーションをやれば出せると思います．それくらいメディアの責任は重いのです．

荘子：北先生，いかがでしょうか？

北：意外とまともな先生もこの罠に引っかかっています．インタビューを受けたり，あとで記事を見直しているけれど，それとはまったく別のところで，センセーショナルな見出しがついていたりします．僕も一度ありました．インタビューを受けて，ある程度原稿を見させてもらったのに，雑誌の表紙に「自分でできる減薬セラピー」と書いてあったのです．それ以来ことあるごとに，家族から「減薬セラピスト」と揶揄されています（笑）．僕は「減薬はすればするほど良い」などとは一言も言っていませんが，そのように書かれていたのです．編集段階で歪曲されたのですね．

荘子：そのようなメディアの現状はどうすれば改善するのでしょうか．

徳田：ヘルスジャーナリストをメディアが養成することでしょう．今まで医療を扱っていない人が，思い付きで特集を組むのではなく，きちんと教育を受け

---

* Matthews A, et al.Impact of statin related media coverage on use of statins: interrupted time series analysis with UK primary care data. BMJ 2016; 353

た人がやるべきです．欧米には，ヘルスジャーナリストやサイエンスジャーナリストという人たちがいて，非常にレベルが高いです．Nature や Science, New England Journal of Medicine をごく普通に読んでいて，科学史もよく知っています．もちろん基礎科学的な知識も十分持っています．米国なら Time, 英国なら Economist は読む価値があります．いったい日本にそういったジャーナリストがいるのでしょうか．

　私たちが言いたいのは，医療否定論ではありません．そうではなく，適切で過不足のない医療を賢く選択しましょうと呼びかけています．薬を出してもなぜそれを出すかの説明がないと，患者さんはなぜこの薬を飲んでいるのかがわかりません．ポリファーマシーや医療のやりすぎのほとんどは，実は，コミュニケーションの問題なのです．先ほど北先生が共有してくれたように，医療のやり過ぎは診療報酬でコントロールされようとしていますが，そうではなく，現場で患者さんとのコミュニケーションを十分確保できるような環境を整えてほしいと思っています．今の状況だと，患者さんに十分説明して病歴や身体所見を一生懸命取るよりも，薬を何種類も出したり，検査をやったりしたほうが診療所や病院の収益が上がるわけです．

北：前回に多疾患併存の話がありましたが，臓器ごと・疾患ごとに考えるだけではなく，それ以外も含めトータルで患者さんを捉える視点が必要ではないのかと思います．その人にとってどうなのかという踏み込んだところまでいって考えると，疾患によっては治療介入の必要がない場合もあります．医学的に確からしい知識を踏まえた上で，それが必要か否かを患者さんと医療者が対話により方針決定のプロセスを共有することが大切です．SDM と呼ばれていますが，近年この重要性が指摘されています．

荘子：ポリファーマシーの問題に取り組もうと思ったら，医師患者コミュニケーションも大事になってくるのですね．

德田：いろいろなことを草の根的にやっている先生方もおられます．コーヒードクターズといって，宮城県登米市で在宅診療所「やまと在宅診療所・登米」を運営する医師の田上佑輔先生は，医師のグループで，診療所の近くにカフェを作っています．そこに行くといろいろな健康相談ができる．病院に行くほどではない，ちょっとした医師への相談です．このスタチンという薬は飲んで大丈夫？とか．このようにコミュニティにわれわれも入っていって，コミュニティとわれわれ自身がチャンネルを作るのです．

北：今日,公民館でお薬の話をしてきました.

徳田：それがコミュニティを診る視点です.週刊誌やネットの不正確な情報に対抗するには,赤ひげ的に地域のヘルスインテリジェンスを上げるような活動が大事ですね.荘子君がやっているように,患者さんと医療者の中間的な立場の医学生が,地域に出て行って,ソーシャル・メディアを使って情報を発信しているのは非常に重要だと思います.

荘子：間接的ではなく,直接の対話を通じてお互いの理解を深めて,その人に本当に価値がある情報は何かを追及していければいいと思います.

北：学生だからできることはきっとあると思います.荘子君に言われなければ気づかなかったのですが,その通りです.がんばってください.

もやもやへの手がかり

・医療に関する基礎的知識を十分に習得したヘルスジャーナリストの養成が急務である.
・「治療する/しない」の all or nothing ではなく,適切で過不足のない医療を患者さんが受けられることを目指している.
・価値観を理解したうえで治療するということ,リテラシーを向上するということ,そのどちらの意味においても医療提供者と患者とのコミュニケーションが必要である.

あとがき

　君たちはどう生きるか，という文学作品が再びブームとなっています．混迷の時代にあって，生き方について迷える若者たちがその生き方を考えるきっかけを与えてくれるからです．一方，一寸先は闇となり，もっと混迷を深めている医療の世界では，医者を目指す人たちが生き方の路頭に迷い始めているようにもみえます．免許を取ったら医師にはなれますが，医療や社会に対して自分自身が納得した活動をしている医者になるための悩みです．

　そこで本書は，何人かの医者としてのさまざまな生き方を対話で引き出しました．各分野で活躍する医者たちがこの本の中で実現したい理想の本音について語りました．これらの医者たちの発言を通して，人間の生き方一般についても考えることができます．

　この本はもともと，荘子万能さんが医学生のときに始めたポッドキャスト「徳田闘魂道場にようこそ！」の最重要部分を抜き出して言語化したものです．このポッドキャスト番組は，サイエンス部門であの New England Journal of Medicine ポッドキャスト版を抑えて１位を獲得したこともある人気番組でした．人気の理由は，医学・医療界のさまざまなシーンで活躍する医者たちが，本音トークで，視聴者の皆様に自身のことばで語りかけていたからです．私自身，このトークを重ねる中で，自分自身の頭の中にモヤモヤと散っていた医者の生き方を，医の実践哲学として整理整頓することができたと感じています．

　高校生や予備校生のみなさんには，医学部を受験するかどうか迷っている人も多いと思います．この本を読むことで，その最終決断に弾みをつけることができます．医学生の皆さんには，将来の進路や研修病院の良い選択を行う助けになります．研修医の皆さんには，将来の専門分野を選ぶのに参考になります．すでに医者になっている皆さんには，医療および社会でのさらなる活躍とイノベーションを生み出すための哲学と実践方法を習得することができます．

　医学生との対話を本にすること，それが私にはかねてからの夢でした．その夢を実現してくれた，荘子万能さんとその仲間たち，そして尾島茂さんをはじめとするカイ書林の皆様に心より御礼を申し上げます．この本を読むことで，多くの人々が医師に対して理解を深めることができれば，医療を良くする方向に進むことになると信じています．

2019 年 3 月吉日
沖縄県浦添市にて
徳田　安春

INDEX

数 3つのK　　45

5つの質問　　71

英 AI　　119

American Board of Internal

Medicine（ABIM）　　113

AMR (Antimicrobial resistance)

56

ＢＰＳモデル　　35

Brody　　87

Case Presentation　　11

Case Report　　8

Choosing Wisely 66，86，87

Disease mongering (病気喧伝)

136

DPC(Diagnosis Procedure Combination)

104

EBM　　81

ecology of medical care　　33

Gigerenzer　　89

Health belief　　127

hidden curriculum　　46

ICT　　117

informed consent　　54

Ivan Illich　　136

medicalization　　135

Minds　　128

MKSAP　　3

Muir Gray　　128

multimorbidity　　151

NICE　　85

NNT (Number needed to treat)

58

Original article　　8

patient-centered care　　54

physical examination　　40，120

prescribing cascade　　152

professionalism　　39，111

real world data　　139

Shared decision making(SDM)

54，85，156

TBL（Team Based Learning）

21

United States Medical Licensing

Examination　　9

あ アウトカム・ベースト　　114

アジア・バロメータ・スタディ　　70

「赤ひげ」　　4

い イチロー・カワチ　　99

イノベーションセオリー　　39

「インサイダー」　　71

「医学するこころ」　　5

医学と医療の違い　　130

「生きる」　　4

「医師の感情―平静の心がゆれるとき」

49

医師憲章　　72

一次情報　　7

医療システムへの満足度　　69

医療の価値　　104

INDEX

医療の本質 95

医療提供者と患者との
　コミュニケーション 157

医療倫理の 4 原則 55

え 疫学のバイアス 138

疫学研究 77

江崎玲於奈 23

お オスラー 25

オッカムの剃刀 84

大隅良典 18

お得感 65

か かるしおレシピ 105

家庭医 52

科学研究費助成事業 19

合併症 (complications) 82

患者さんの医療のかかり方 126

患者は何でも知っている―EBM 時
代の医師と患者 128

感染症と生活習慣病 79

看板効果 42

緩和ケアの定義 4

き キャリアにおける「寄り道」 37

キャリアパス 122

基礎研究者 15

共感 64

共感力 45

喫煙率 100

く 黒川清 28

け ケーススタディ 3

健康格差 99

こ コミュニケーション 61

厚生労働省 92

さ サパイラの教科書 40

参加感 65

し ジェネラリストのマインド 53

ジェネラリスト教育コンソーシアム
66

シネメデュケーション 5

自分にとっての価値 43

症例ケースの教科書 3

情報の非対称性 60，68

症例提示 11

初期臨床研修制度 29

進化医学 80

新専門医制度 110

診療主役型実習 13

せ ゼブラフィッシュ 15

そ ソーシャルキャピタル 32

総合診療医 52

総合内科医 52

INDEX

た 大局観　　　　　　　76
　　田上佑輔　　　　　156
　　多職種連携教育　　134
　　脱人格化　　　　　46
　　津川友介　　　　　142

て ティアニー　　　　35
　　デュークNUS　　　21

と ドラッグ・ラグ　　96
　　闘魂外来　　　　　13
　　都市デザイン　　　106

な 内科専門医　　　　52
　　納得感　　　　　　65

に 二次情報　　　　　7
　　日本の高価値医療シリーズ3

は 反転学習　　　　　22
　　反転授業　　　　　115

ひ ビジネス　　　　　122
　　ヒッカムの格言　　84
　　ビッグデータ　102, 135
　　日野原重明　　　　25
　　「病院の言葉を分かりやすく
　　　－工夫の提案－」　62

ふ フェイク・ニュース　76

へ ヘルスジャーナリスト　155
　　ヘルスリテラシー　62
　　米国内科学会（ACP）　113
　　平静の心　　　　　5
　　併存症（co-morbidity）　82

ほ ポリファーマシー　147
　　保健医療2035　　103

み 宮城征四郎　　　　28

や 山中伸弥　　　　　17

よ「よき臨床医をめざして
　　　―全人的アプローチ」　34
　　予防医学　　　　　78

り 離島・へき地　　　27

ろ ロールモデルとメンター　41
　　ロバート・カメイ　22
　　「ロレンツォのオイル/命の詩」　129

僕たちが医者になるまえに

2019 年 6 月 1 日　第 1 版第 1 刷 ©

著　　　者　荘子　万能
　　　　　　徳田　安春
発 行 人　尾島　茂
発 行 所　株式会社　カイ書林
　　　　　　〒 330-0802　埼玉県さいたま市大宮区宮町 2-144
　　　　　　電話　048-778-8714　FAX　048-778-8716
　　　　　　E メール　generalist@kai-shorin.co.jp
　　　　　　HP アドレス　http://kai-shorin.co.jp
　　　　　　ISBN　978-4-904865-44-6　C3047
　　　　　　定価は裏表紙に表示
印刷製本　モリモト印刷株式会社
　　　　　　© Mano Soshi

JCOPY　＜（社）出版者著作権管理機構　委託出版物＞
　　本書の無断複写は著作権法上での例外を除き禁じられています．複写される場合は，その
つど事前に，(社) 出版者著作権管理機構 (電話 03-5244-5088, FAX 03-5244-5089, e-mail: info@
jcopy.or.jp) の許諾を得てください．